睡眠時無呼吸症候群（SAS）の診療ガイドライン2020

監修

日本呼吸器学会

厚生労働科学研究費補助金難治性疾患政策研究事業
「難治性呼吸器疾患・肺高血圧症に関する調査研究」班

編集

睡眠時無呼吸症候群（SAS）の診療ガイドライン作成委員会

南江堂

「睡眠時無呼吸症候群(SAS)の診療ガイドライン 2020」発行の母体・委員構成

1．ガイドライン発行の母体

日本呼吸器学会

厚生労働科学研究費補助金難治性疾患政策研究事業「難治性呼吸器疾患・肺高血圧症に関する調査研究」班

2．監修・編集

●監修

日本呼吸器学会

厚生労働科学研究費補助金難治性疾患政策研究事業「難治性呼吸器疾患・肺高血圧症に関する調査研究」班

●編集

睡眠時無呼吸症候群 (SAS) の診療ガイドライン作成委員会

3．作成委員会 (五十音順, ＊委員長)

赤柴　恒人	医療法人社団博翔会志木呼吸器科クリニック
井上　雄一	医療法人社団絹和会/ 東京医科大学睡眠学講座
内村　直尚	久留米大学医学部神経精神医学講座
大井　元晴	大阪回生病院睡眠医療センター
葛西　隆敏	順天堂大学大学院医学研究科循環器内科学講座
川名ふさ江	順天堂大学大学院医学研究科心血管睡眠呼吸医学講座
櫻井　滋	岩手医科大学医学部医学研究科睡眠行動学
竹上　未紗	国立循環器病研究センター研究所予防医学・疫学情報部
立川　良	神戸市立医療センター中央市民病院呼吸器内科
谷川　武	順天堂大学大学院医学研究科公衆衛生学講座
千葉伸太郎	医療法人愛仁会太田総合病院記念研究所附属診療所 太田睡眠科学センター
陳　和夫＊	京都大学大学院医学研究科呼吸管理睡眠制御学講座
對木　悟	公益財団法人神経研究所研究部睡眠学研究室
外木　守雄	日本大学歯学部口腔外科学第一講座
名嘉村　博	名嘉村クリニック
中山　健夫	京都大学大学院医学研究科社会健康医学系専攻健康情報学分野
成井　浩司	虎の門病院睡眠呼吸器科
八木　朝子	医療法人愛仁会太田総合病院記念研究所附属診療所 太田睡眠科学センター
山内　基雄	奈良県立医科大学呼吸器内科学講座
山城　義広	嬉野が丘サマリヤ人病院内科
吉田　雅博	国際医療福祉大学市川病院人工透析センター/ 公益社団法人日本医療機能評価機構 EBM 医療情報部

4．協力員 (五十音順)

小賀　徹	川崎医科大学呼吸器内科学
富田　康弘	虎の門病院循環器センター内科・睡眠呼吸器科
濱田　哲	京都大学大学院医学研究科呼吸不全先進医療講座

村瀬　公彦　京都大学大学院医学研究科呼吸管理睡眠制御学講座
森　　裕之　久留米大学医学部神経精神医学講座
和田　裕雄　順天堂大学大学院医学研究科公衆衛生学講座

5. 外部評価委員 (五十音順)

内山　　真　日本大学医学部精神医学系精神医学分野　＜日本精神神経学会＞
小川　浩正　東北大学大学院医学系研究科内科病態学講座産業医学分野　＜日本産業衛生学会＞
佐藤　一道　国際医療福祉大学医学部歯科・口腔外科学　＜日本睡眠歯科学会＞
中田　誠一　藤田医科大学耳鼻咽喉科Ⅱ講座　＜日本耳鼻咽喉科学会＞
三島　和夫　秋田大学大学院医学系研究科医学専攻病態制御医学系精神科学講座　＜日本睡眠学会＞
百村　伸一　自治医科大学附属さいたま医療センター　＜日本循環器学会＞

「睡眠時無呼吸症候群(SAS)の診療ガイドライン2020」の出版にあたって

1. 睡眠時無呼吸診療に関する変遷およびガイドライン発刊の経緯

a. 睡眠時無呼吸症候群診療の変遷

　　睡眠時無呼吸は睡眠呼吸障害のなかで最も頻度が高く，睡眠障害のなかでも最も頻度の高い病態のひとつである．1998年の保険適用以来，睡眠時無呼吸に対する持続気道陽圧(continuous positive airway pressure：CPAP)療法の在宅使用患者数は急激に増加し，その患者数は50万人を超えようとしている(図1)[1]．また，その使用の50%以上は60歳未満の青壮年層が中心である．睡眠時無呼吸のなかで，閉塞性睡眠時無呼吸(obstructive sleep apnea：OSA)患者の頻度は従来考えられていたよりも高く，中等度以上の患者は成人男子の約20%，閉経後女性の10%にも及ぶと考えられている[2]．高血圧，糖尿病などの生活習慣病患者ではその頻度はさらに高く，肥満が最大の要因である．現在の社会においては，肥満傾向を増していることや，また，睡眠時無呼吸関連の事故も問題であるため，その診療・加療・管理は社会的にも重要な課題になりつつある．

　　2016年から，従来，心不全患者のチェーンストークス呼吸の治療を目指して開発された非侵襲的陽圧(noninvasive positive pressure ventilation：NPPV)療法の一種類であるadaptive servo ventilation(ASV)が在宅持続陽圧管理の一項目として保険適用が認められ，在宅持続陽圧機器管理の複雑性が増している(表1)[3]．さらに，2018年4月から遠隔医療として遠隔モニタリング加算が算定された．また，指定難病制度が始まり，睡眠時無呼吸は指定難病肺胞低換気症候群の睡眠関連低換気障害と鑑別すべき重要な病態のひとつにもなっている．

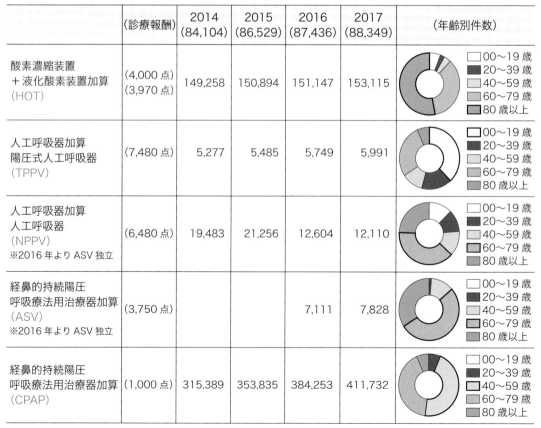

	(診療報酬)	2014 (84,104)	2015 (86,529)	2016 (87,436)	2017 (88,349)	(年齢別件数)
酸素濃縮装置 ＋液化酸素装置加算 (HOT)	(4,000点) (3,970点)	149,258	150,894	151,147	153,115	00〜19歳 / 20〜39歳 / 40〜59歳 / 60〜79歳 / 80歳以上
人工呼吸器加算 陽圧式人工呼吸器 (TPPV)	(7,480点)	5,277	5,485	5,749	5,991	00〜19歳 / 20〜39歳 / 40〜59歳 / 60〜79歳 / 80歳以上
人工呼吸器加算 人工呼吸器 (NPPV) ※2016年よりASV独立	(6,480点)	19,483	21,256	12,604	12,110	00〜19歳 / 20〜39歳 / 40〜59歳 / 60〜79歳 / 80歳以上
経鼻的持続陽圧 呼吸療法用治療器加算 (ASV) ※2016年よりASV独立	(3,750点)			7,111	7,828	00〜19歳 / 20〜39歳 / 40〜59歳 / 60〜79歳 / 80歳以上
経鼻的持続陽圧 呼吸療法用治療器加算 (CPAP)	(1,000点)	315,389	353,835	384,253	411,732	00〜19歳 / 20〜39歳 / 40〜59歳 / 60〜79歳 / 80歳以上

図1　在宅呼吸管理の実際

　　(厚生労働省：社会医療診療行為別統計[1] より資料引用し作成)

表 1　在宅持続陽圧（CPAP，ASV*）呼吸療法の保険適用

（1）在宅持続陽圧呼吸療法とは，睡眠時無呼吸症候群または慢性心不全である患者について，在宅において実施する呼吸療法をいう．

（2）在宅持続陽圧呼吸療法指導管理料 1 の対象となる患者は，以下のすべての基準に該当する患者とする．

　ア　慢性心不全患者のうち，医師の診断により，NYHA Ⅲ度以上であると認められ，睡眠時にチェーンストークス呼吸がみられ，無呼吸低呼吸指数が 20 以上であることが睡眠ポリグラフィー上確認されているもの

　イ　CPAP 療法を実施したにもかかわらず，無呼吸低呼吸指数が 15 以下にならない者に対して ASV 療法を実施したもの

（3）在宅持続陽圧呼吸療法指導管理料 2 の対象となる患者は，以下のアからウまでのいずれかの基準に該当する患者とする．

　ア　慢性心不全患者のうち，医師の診断により，NYHA Ⅲ度以上であると認められ，睡眠時にチェーンストークス呼吸がみられ，無呼吸低呼吸指数が 20 以上であることが睡眠ポリグラフィー上確認されているもので，在宅持続陽圧呼吸療法指導管理料 1 の対象患者以外に ASV 療法を実施した場合

　イ　心不全である者のうち，日本循環器学会・日本心不全学会による ASV 適正使用に関するステートメントに留意したうえで，ASV 療法を継続せざるを得ない場合

　ウ　以下の（イ）から（ハ）までのすべての基準に該当する患者．ただし，無呼吸低呼吸指数が 40 以上である患者については，（ロ）の要件を満たせば対象患者となる．

　　（イ）無呼吸低呼吸指数（1 時間あたりの無呼吸数および低呼吸数をいう）が 20 以上

　　（ロ）日中の傾眠，起床時の頭痛などの自覚症状が強く，日常生活に支障を来している症例

　　（ハ）睡眠ポリグラフィー上，頻回の睡眠時無呼吸が原因で，睡眠の分断化，深睡眠が著しく減少または欠如し，持続陽圧呼吸療法により睡眠ポリグラフィー上，睡眠の分断が消失，深睡眠が出現し，睡眠段階が正常化する症例

（4）在宅持続陽圧呼吸療法指導管理料については，当該治療の開始後 1，2 ヵ月間の治療状況を評価し，当該療法の継続が可能であると認められる症例についてのみ，引き続き算定の対象とする．

（5）保険医療機関が在宅持続陽圧呼吸療法指導管理料を算定する場合には，持続陽圧呼吸療法装置は当該保険医療機関が患者に貸与する．

（6）遠隔モニタリング加算は，以下のすべてを実施する場合に算定する．

　ア　在宅持続陽圧呼吸療法指導管理料 2 の対象で，かつ，持続陽圧呼吸療法（CPAP）を実施している入院中の患者以外の患者について，前回受診月の翌月から今回受診月の前月までの期間，使用時間などの着用状況，無呼吸低呼吸指数などがモニタリング可能な情報通信機器を活用して，定期的なモニタリングを行ったうえで適切な指導・管理を行い，状況に応じ，療養上必要な指導を行った場合に，2 月を限度として来院時に算定することができる．

　イ　患者の同意を得たうえで，対面による診療とモニタリングを組み合わせた診療計画を作成する．当該計画のなかには，患者の急変時における対応なども記載し，当該計画に沿ってモニタリングを行ったうえで，状況に応じて適宜患者に来院を促すなどの対応を行う．

　ウ　当該加算を算定する月にあっては，モニタリングにより得られた臨床所見などを診療録に記載しており，また，必要な指導を行った際には，当該指導内容を診療録に記載していること．

　エ　厚生労働省の定める情報通信機器を用いた診療に係る指針に沿ってモニタリングを行う．

　オ　遠隔モニタリングによる指導・管理に関する内容についてオンライン診察を行った場合，当該診察に関する費用は当該加算の所定点数に含まれており，別に区分番号「AO 03」オンライン診療料を算定することはできない．

CPAP：continuous positive airway pressure，ASV：adaptive servo ventilation
*：ASV は在宅持続陽圧療法と在宅人工呼吸器としても保険適用を受けている．
（医科点数表の解釈 平成 30 年 4 月版，社会保険研究所 [3]）より資料引用し作成）

b.　本ガイドライン作成の経緯

　過去に「睡眠呼吸障害研究会」による『成人の睡眠時無呼吸症候群 診断と治療のためのガイドライン』（メディカルレビュー社，2005 年刊）はあったものの，最新の動向を踏まえて標準的な診療を示すために，このたび，日本呼吸器学会，厚生労働省の「難治性呼吸器疾患・肺高血圧症に関する調査研究」班との監修，関連学会の協力のもと，過去のガイドラインも参考にして，新たにガイドラインを作成した [4,5]．

c.　定義の変遷と本ガイドラインにおける取り扱い

　睡眠時にみられる呼吸障害は，睡眠呼吸障害（sleep disordered breathing：SDB）と記載されることが多かったが，睡眠障害国際分類第 3 版（International Classification of Sleep Disorders, 3rd Edition：ICSD-3）では睡眠関連呼吸障害（sleep related breathing disorders：SRBD）と記載されているため，本ガイドラインにおいては SDB ではなく SRBD と記すことを原則とした．ただし，理解を深め，かつ誤解を避けるため，必要な場合は併記した．

　睡眠時無呼吸症候群（sleep apnea syndrome：SAS）には，閉塞性睡眠時無呼吸症候群（obstructive sleep apnea syndrome：OSAS），または閉塞性睡眠時無呼吸低呼吸症候群（obstructive sleep apnea-hypopnea syndrome：OSAHS）と中枢性睡眠時無呼吸症候群（central sleep apnea syndrome：CSAS）が含まれるが，頻度的には OSAS または OSAHS（OSAS と OSAHS は同義）が多いこともあり，本邦のみならず，世界的にも SAS＝OSAS または OSAHS と考えられることが多い．本ガイドラインでは原則上，OSAS と CSAS を区別して明記した．また，SAS は一般臨床上使用されることが多い語彙であることから，診療ガイドラインとして本ガイドラインでは一般的な SAS の名称も残し，適時，誤解を生じず，かつ理解しやすいようにした．同様に，obstructive sleep apnea（OSA）を OSAS として使用している文献もあり，同様の対応を行った．また，CSAS については一般臨床上遭遇するのは心不全，脳卒中後，重症腎不全に伴うチェーンストークス呼吸（Cheyne-Stokes breathing：CSB）が多いため，他の CSAS と区別する意味で一般的に主として CSB にあてはまる部分は CSB とした．

　なお，睡眠中の呼吸障害は無呼吸低呼吸指数（apnea hypopnea index：AHI）で表現され，酸素飽和度低下指数（oxygen desaturation index：ODI）などでも評価されることがある．併せて，測定 1 時間あたりの睡眠呼吸障害の数として呼吸障害指数（respiratory event index：REI）と評価されることがある．本邦ではこれを respiratory disturbance index（RDI）と記すこともあった（現在の RDI の定義：睡眠 1 時間あたりの睡眠時無呼吸数＋低呼吸数＋呼吸努力関連覚醒数）．本ガイドラインでは統一性を保ちながら，理解しやすい説明を添えて適切に使用した．また，ICSD-3 においては，成人の OSAS の診断の項に，簡易モニター（portable monitor）として検査施設外睡眠検査（out-of-center sleep testing：OCST）を認めると記載されている．OCST は通常複数個のパラメーターをモニタリングするが，本邦では酸素飽和度のみの測定でも簡易モニターと称されることもあるため，本ガイドラインでは原則的に簡易モニターという言葉を使用した．しかし，解説，表などにおいて必要時には OCST という語句も使用した．

2. 本ガイドラインの目的，対象と作成方法

a. 目的

　睡眠時無呼吸は多くの領域にわたる学際的な領域であるため，睡眠時無呼吸症候群の診療ガイドラインの特徴として，病態，臨床症状の理解，検査技術の普及と現在の有効性のエビデンスの紹介という役割と目的を持って作成した[6]．

b. 利用者

　睡眠時無呼吸の管理は医師単独よりも医療チームとして行われるので，対象は医師および医療チーム全体である．

c. 対象患者

　対象となる患者は，睡眠時無呼吸の疑いのある患者，睡眠時無呼吸およびその治療が必要となる患者である．在宅での持続陽圧呼吸療法に関しては健康保険適用を基準とした（表 1）．検査，診断および治療のフローチャートについても現状の本邦の健康保険適用を基準とした（図 2，図 3）[4,5,7,8]．

d. 作成方法

　1966 年から 2017 年 12 月 31 日までの文献を，PubMed，医学中央雑誌，Cochrane ライブラリを中心に文献検索した．また，重要な最新の文献は適宜追加した．また，基盤的な成書，学会の見解も参考にし，原稿作成後少なくとも 2 名以上の他の作成委員会が査読し，協力員も文献漏れなどを確認し，修正，加筆を行った．

　コストに関して，保険適用についての注意を記載した．

　睡眠時無呼吸の臨床的特徴，病態生理，疫学的特徴，検査法，診療のながれ，治療に関してクリニカルクエスチョン（Clinical Question：CQ）を作成した．睡眠時無呼吸は交通事故およびその他の事故との関連も重要なので，それに対応した CQ も作成した．また，2018 年 4 月から，CPAP に関して遠隔モニタリング加算が認められたので[3]，遠隔モニタリングに関する CQ も設定した．なお，本ガイドラインの CQ 構成として，Background Question

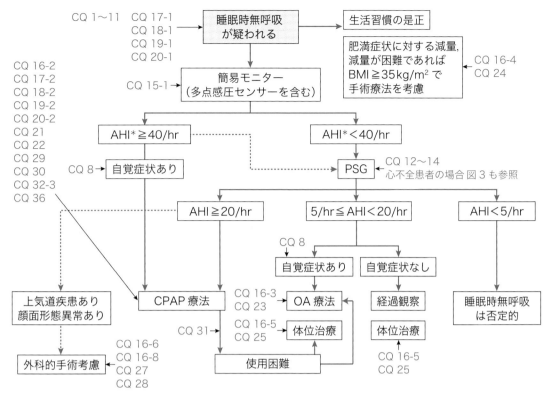

図 2　保険診療を考慮した睡眠時無呼吸の診断と治療のアルゴリズム

　　＊：AHI には，PSG の AHI，簡易モニターの respiratory event index（旧来の本邦の respiratory disturbance index），oxygen desaturation index が含まれる.
　　点線：考慮してよい検査または治療選択肢
　　（日本循環器学会，循環器病の診断と治療に関するガイドライン（2008-2009 年度合同研究班報告）循環器領域における睡眠呼吸障害の診断治療に関するガイドライン＜https://www.j-circ.or.jp/old/guideline/pdf/JCS2010, momomura.h.pdf＞[4]) を参考に作成）

（BQ）と Foreground Question（FQ）に分けており，FQ には推奨の強さを付した．特に，「Ⅳ章．SAS の治療・予後」においては，OSA 患者・CSB 患者ともに治療総論は FQ，それぞれの治療法に関する各論は BQ として，理解しやすいように配慮した.

　エビデンスレベル，推奨の強さについては Minds の評価法を基本とした［エビデンス（EBM）に関する記載の項参照][9]．エビデンスレベルと推奨の強さは FQ では必ず記載し，BQ においても可能であればエビデンスレベルは付記した.

　また，中等症以上の睡眠時無呼吸の標準治療である CPAP 患者のアンケートを実施した（86 名）．CPAP 治療により何らかの自覚症状の改善をみたのは 92％ にのぼっていたが，アドヒアランス不良群も多く，その理由も鼻症状，マスクの問題，マスク内結露など多彩であったので，後述のように CPAP を含めた多くの治療法の解説と，副次作用とその対応策を重視し，詳細に記載した.

　初稿完成後，日本呼吸器学会ガイドライン施行管理委員会，理事会の評価を受け，さらに日本睡眠学会，日本循環器学会，日本耳鼻咽喉科学会，日本精神神経学会，日本睡眠歯科学会，日本産業衛生学会に依頼して外部評価していただいた．そののち修正された原稿を日本呼吸器学会ホームページ上に公表し，パブリックコメントを募集し，さらに必要があるものについては修正・加筆を行った.

e. ガイドライン促進のための工夫

　　CQ・ステートメントの一覧を掲載し，見やすいように配慮し，診断・治療についてはフローチャートも掲載し

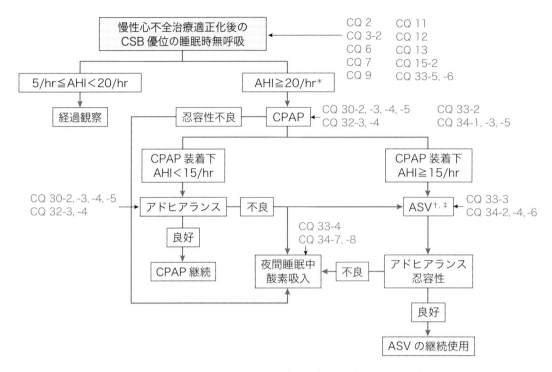

図3 慢性心不全に合併したチェーンストークス呼吸（CSB）の治療ストラテジー

　＊：この AHI の基準については，≧15/hr が適切と思われるが，CPAP の保険診療上の適応基準を考慮して≧20/hr とする．
　†：中枢型優位の睡眠時無呼吸を伴い安定状態にある左室収縮機能低下（左室駆出率≦45％）に基づく心不全患者に対しては注意を要する（日本呼吸器病学会・日本心不全学会ステートメント）．日本循環器学会/日本心不全学会合同ガイドライン 急性・慢性心不全診療ガイドライン（2017 年改訂版）
　‡：本邦では睡眠時無呼吸の有無と関係なく高度のうっ血に対して ASV が使用され奏効した心不全患者への ASV 使用が認められている．
　（日本呼吸器学会 NPPV ガイドライン作成委員会（編）：NPPV（非侵襲的陽圧換気療法）ガイドライン，第 2 版，p.129，2015．より引用改変）

た．CQ と回答は日本呼吸器学会のホームページなどで広報し，広く意見を仰ぎ，信頼性を獲得するようにした．英文要約版は Respiratory Investigation 誌上で広報予定であり，世界的観点からの意見と評価も拝聴するように配慮した．なお，エビデンスレベル，推奨の強さは現時点でのものであり，今後の研究によりその内容は変化する可能性があることを留意されたい．

f. 改訂の予定

　原則 5 年を目安として改訂を目指す．上記のように広く学会員，世界から評価をいただき，日本呼吸器学会ガイドライン施行管理委員会とともに，国際的なガイドラインの内容や動向，日本のコスト面も含めた健康保険制度の改定にも注目していく．

g. 使用にあたっての注意

　睡眠時無呼吸は様々な病態で出現し頻度が高く，高血圧，糖尿病などの生活習慣病患者ではその頻度はさらに高くなる．しかしながら，睡眠中の事象であり，患者の自覚は乏しく，治療法は CPAP，口腔内装置，減量，外科的手術など多様であり，薬剤の服用のごとく治療効果の目安の設定が困難であり，治療による副作用についても明確に示されていないことも多い．したがって，CPAP などの使用にあたって，患者・患者家族への十分な説明と適正な時間での使用が必要であり，治療方針，リスク管理の問題などにも十分注意を払う必要があると思われる．

　本ガイドラインでは，CPAP を含めた多くの治療法の解説と，副作用とその対応策を重視し，詳細に記載した．

なお，副作用については，たとえ頻度は低くとも重篤な事象もあること，生じた患者にとっては100％の事象であることを踏まえて，本ガイドラインにおいては報告されている副作用で理解しておいたほうがよいと考えられる事象を列挙し，エビデンレベルは付していない．また，睡眠時無呼吸患者においては日中の過度の眠気などが存在することがあり，しかも治療後も残存することがある．日中の過度の眠気，注意不足などは交通事故などの様々な事故の原因・誘因となることがあり，裁判，訴訟などが起こりうるが，本ガイドラインは診療ガイドラインであり，訴訟・裁判を想定しているものではない．

3. 委員会組織について

多方面からの意見を参考にするため，睡眠時無呼吸に関連する各領域の医師のみでなく，看護師および疫学専門職の方にも作成委員に加わっていただいた．

また，日本呼吸器学会理事とガイドライン施行管理委員会にも評価いただき，その内容を反映させた．

さらに，睡眠時無呼吸が頻繁に診療される診療科としては呼吸器内科，循環器内科，耳鼻咽喉科，精神科，歯科，口腔外科があるため，外部評価委員として呼吸器内科以外の既述の学会の医師にも評価をお願いした．また，睡眠時無呼吸は交通事故，勤務中の事故なども大きな問題であるため，産業医専門の医師にも外部評価委員をお願いした．

4. 利益相反

『睡眠時無呼吸症候群 (SAS) の診療ガイドライン 2020』は新しい技術の普及と現在の有効性のエビデンスの紹介という2つの役割と目的を果たすために作成されたものであり，その内容は科学的根拠に基づいており，特定の団体や製品/技術との利害関係により影響を受けたものではない．また，このガイドライン作成に要した費用はすべて日本呼吸器学会から支出されたものであり，その他の団体や企業からの支援は受けていない．委員の利益相反開示は日本呼吸器学会の規定に順じて p.xii～xiv に報告する．

申告された COI をもとに，偏りのない推奨作成を心がけた．具体的には，投票時には各委員の COI を鑑みて，投票項目に COI がある場合には，当該委員はその項目の投票に加わらなかった．

5. エビデンス（EBM）に関する記載 [9]

1) エビデンスレベル，推奨の強さについては Minds の評価法を基本とした [9]．エビデンスレベルと推奨の強さは「Foreground Question」では必ず記載し，「Background Question」においても可能であればエビデンスレベルは付記した．

■推奨の強さ
　1 (強い)：「実施する」または「実施しない」ことを推奨する
　2 (弱い)：「実施する」または「実施しない」ことを提案する
　推奨なし

■エビデンスレベル
　A (強)：効果の推定値に強く確信がある
　B (中)：効果の推定値に中程度の確信がある
　C (弱)：効果の推定値に対する確信は限定的である
　D (とても弱い)：効果の推定値がほとんど確信できない

評価の対象となる文献検索期間は，以下のとおりとする．

1966 年～2017 年 12 月 31 日

1966 年から 2017 年 12 月 31 日までの論文を，PubMed，医学中央雑誌，Cochrane ライブラリを中心に文献検索した．CQ ごとにおよそ 20 編程度に厳選した．基盤的な成書，学会の見解も参考にした．また，重要な最新の文献は適宜追加した．原稿作成後少なくとも 2 名以上の他の作成委員会が査読し，協力員も文献漏れなどを確認し，修正，加筆を行った．

　文献検索以外にガイドライン作成中に発刊された最新の文献で，重要な文献と判断された文献については［検索期間外文献］として章末に追加した．なお，推奨の強さについては原則，検索期間内の論文に準拠した．

　2）エビデンスの選択基準

　文献は，研究デザインにおいて RCT や観察研究を中心に採用した．言語は日本語と英語を対象とした．また，動物実験や遺伝子実験の文献は除外した．

文献検索例

1．SAS の頻度（CQ 3-1．SAS の頻度はどれくらいですか？）に関して

①PubMed で，obstructive sleep apnea と prevalence（もしくは occurrence か incidence）で 754 文献が該当した．

②Cochrane ライブラリで apnea をキーワードとして検索した．その結果，78 報が検索されたが，すべて intervention に関する論文で，疫学調査に該当する Cochrane Review は 0 報であった．

③さらに，General Medicine/Respiratory Medicine 系の top journal（NEJM，Lancet，Lancet Respir，Am J Respir Crit Care Med，Annals Intern Med，Thorax，Eur Respir J，Respirology，SLEEP，Sleep Med，Sleep Breath，JAMA，BMJ，PLOS Med，PLOS One）に絞ると 149 文献が該当した．

④このうち，full-PSG（Labo/Home）を用いていること，年齢および男女で層別化した prevalence のデータが使用可能であることを条件に 12 文献を選んだ．

⑤さらに，本邦のデータに関しては，PubMed で，sleep apnea と prevalence（もしくは occurrence）と community（あるいは，cohort か general population か meta-analysis）さらに Japanese（もしくは Japan）で 74 文献が該当した．

⑥このうち地域住民などを対象とした full PSG を用いた研究は皆無であった．簡易検査（type 3 相当）の結果で年齢および男女で層別化した prevalence のデータが使用可能であることを条件に 6 文献を選んだ．

2．OSA と高血圧（CQ 17-1．OSA は高血圧の原因となりますか？，CQ 17-2．CPAP 治療は OSA 患者の高血圧を改善しますか？）に関して

1966 年から 2017 年 12 月 31 日までの英語文献を中心として，PubMed，医学中央雑誌，Cochrane ライブラリを中心に文献検索した．

①"sleep apnea" AND "blood pressure" をキーワードとして RCT を検索し，243 件が該当した．

②"sleep apnea" AND "blood pressure" をキーワードとしてメタ解析を検索し，28 件が該当した．

③"sleep apnea" と hypertension をタイトルに含む review article を検索し，116 件が該当した．

上記の方法により抽出された論文のうち，本 CQ に関連して重要性が高いと考えられる 11 論文を最終的に選択した．文献 1，3，4 はレビュー論文より引用した．

　3）推奨の強さの決定

　作成委員会において推奨の強さを決定する（委任状を含めた全員の）パネル会議を開催し，推奨の強さ・ステートメントを決定した．推奨の強さの投票において，議論が生じたものは，その場で討議のうえで再投票を行った．投票の結果は後述のされているようにほぼ意見は同一見解だったため，デルファイ法などを行う必要はなかった．

■文献

1）厚生労働省：社会医療診療行為別統計＜http://www.mhlw.go.jp/toukei/saikin/hw/sinryo/tyosa15/index.html＞

2）Matsumoto T, Murase K, Tabara Y, et al: Impact of sleep characteristics and obesity on diabetes and hypertension across genders and menopausal status; the Nagahama Study 2018; 41. doi: 10.1093/sleep/zsy071.

3）医科点数表の解釈 平成 30 年 4 月版，社会保険研究所

4）日本循環器学会，循環器病の診断と治療に関するガイドライン（2008-2009 年度合同研究班報告）循環器領域における睡眠呼吸障害の診断・治療に関するガイドライン＜https://www.j-circ.or.jp/old/guideline/pdf/JCS2010,momomura.h.pdf＞

5）日本呼吸器学会 NPPV ガイドライン作成委員会（編）：NPPV（非侵襲的陽圧換気療法）ガイドライン，第 2 版，南江堂，東京，2015.

6）Jordan AS, McSharry DG, Malhotra A: Adult obstructive sleep apnoea. Lancet 2014; 383: 736-747.

7）心不全症例における ASV 適正使用に関するステートメント（第 2 報）＜http://asas.or.jp/jhfs/pdf/info_20161024.pdf＞

8）ASV 使用に関する日本呼吸器学会ステートメント，日呼吸誌 2017; 6: 300-304.

9）福井次矢，山口直人（監）：Minds 診療ガイドライン作成の手引き 2014，医学書院，東京，2014.

●COI（利益相反）について

一般社団法人日本呼吸器学会は，COI（利益相反）委員会を設置し，内科系学会とともに策定したCOI（利益相反）に関する当学会の指針ならびに細則に基づき，COI状態を適正に管理している（COI（利益相反）については，学会ホームページに指針・書式などを掲載している）．

＜利益相反事項開示項目＞

該当する場合具体的な企業名（団体名）を記載，該当しない場合は「該当なし」を記載する．

1. 企業や営利を目的とした団体の役員，顧問職の有無と報酬額（1つの企業・団体からの報酬額が年間100万円以上）
2. 株の保有と，その株式から得られる利益（1つの企業の年間の利益が100万円以上，あるいは当該株式の5%以上を有する場合）
3. 企業や営利を目的とした団体から支払われた特許権使用料（1つの特許権使用料が年間100万円以上）
4. 企業や営利を目的とした団体から会議の出席（発表）に対し，研究者を拘束した時間・労力に対して支払われた日当（講演料など）（1つの企業・団体からの年間の講演料が合計50万円以上）
5. 企業や営利を目的とした団体がパンフレットなどの執筆に対して支払った原稿料（1つの企業・団体からの年間の原稿料が合計50万円以上）
6. 企業や営利を目的とした団体が提供する研究費（1つの臨床研究（治験，共同研究，受託研究など）に対して支払われた総額が年間100万円以上）
7. 企業や営利を目的とした団体が提供する奨学（奨励）寄付金（1つの企業・団体から，申告者個人または申告者が所属する講座・分野または研究室に支払われた総額が年間100万円以上）
8. 企業などが提供する寄付講座に申告者が所属している場合
9. 研究とは直接無関係な旅行，贈答品などの提供（1つの企業・団体から受けた総額が年間5万円以上）

＜利益相反事項の開示＞

氏名（所属）（五十音順）	利益相反事項開示項目				
	開示項目1	開示項目2	開示項目3	開示項目4	開示項目5
	開示項目6	開示項目7	開示項目8	開示項目9	
赤柴 恒人（志木呼吸器科クリニック）	該当なし	該当なし	該当なし	該当なし	該当なし
	該当なし	該当なし	該当なし	該当なし	
井上 雄一（東京医科大学）	該当なし	該当なし	該当なし	アルフレッサファーマ㈱，エーザイ㈱，MSD㈱，武田薬品工業㈱	該当なし
	アステラス製薬㈱，エーザイ㈱，武田薬品工業㈱，ヤンセンファーマ㈱	該当なし	アステラス製薬㈱，アルフレッサファーマ㈱，エーザイ㈱，MSD㈱，大塚製薬㈱，㈱小池メディカル，武田薬品工業㈱，㈱フィリップス・ジャパン	該当なし	
内村 直尚（久留米大学）	該当なし	該当なし	該当なし	エーザイ㈱，MSD㈱，大塚製薬㈱，武田薬品工業㈱，三菱電機㈱，Meiji Seikaファルマ㈱	エーザイ㈱，MSD㈱，大塚製薬㈱
	該当なし	エーザイ㈱，MSD㈱，大塚製薬㈱，ファイザー㈱	該当なし	該当なし	
大井 元晴（大阪回生病院）	該当なし	該当なし	該当なし	該当なし	該当なし
	該当なし	該当なし	該当なし	該当なし	

委員

氏名（所属）（五十音順）	利益相反事項開示項目 開示項目1 / 開示項目6	開示項目2 / 開示項目7	開示項目3 / 開示項目8	開示項目4 / 開示項目9	開示項目5
葛西 隆敏（順天堂大学）	該当なし	該当なし	該当なし	該当なし	該当なし
	旭化成㈱，㈱三和化学研究所，パラマウントベッド㈱，レスメド㈱	㈱フィリップス・ジャパン	㈱フィリップス・ジャパン，フクダ電子㈱，レスメド㈱	該当なし	
川名 ふさ江（順天堂大学）	（一社）日本睡眠総合検診協会	該当なし	該当なし	該当なし	該当なし
	該当なし	該当なし	㈱フィリップス・ジャパン，フクダ電子㈱，レスメド㈱	該当なし	
櫻井 滋（岩手医科大学）	該当なし	該当なし	該当なし	該当なし	該当なし
	該当なし	㈱フィリップス・ジャパン，北良㈱	該当なし	該当なし	
竹上 未紗（国立循環器病研究センター研究所）	該当なし	該当なし	該当なし	該当なし	該当なし
	該当なし	該当なし	該当なし	該当なし	
立川 良（神戸市立医療センター中央市民病院）	該当なし	該当なし	該当なし	該当なし	該当なし
	該当なし	該当なし	該当なし	該当なし	
谷川 武（順天堂大学）	該当なし	該当なし	該当なし	該当なし	該当なし
	東京電力ホールディングス㈱	該当なし	該当なし	該当なし	
千葉 伸太郎（太田総合病院記念研究所附属診療所）	該当なし	該当なし	該当なし	該当なし	該当なし
	該当なし	該当なし	該当なし	該当なし	
陳 和夫*（京都大学）	該当なし	該当なし	該当なし	㈱フィリップス・ジャパン，帝人在宅医療	該当なし
	該当なし	該当なし	帝人ファーマ㈱，㈱フィリップス・ジャパン，フクダ電子㈱，フクダライフテック京滋㈱，レスメド㈱	該当なし	
對木 悟（神経研究所）	該当なし	該当なし	該当なし	該当なし	該当なし
	該当なし	該当なし	該当なし	該当なし	
外木 守雄（日本大学）	該当なし	該当なし	該当なし	該当なし	該当なし
	㈱ジーシーオルソリー	該当なし	該当なし	該当なし	
名嘉村 博（名嘉村クリニック）	該当なし	該当なし	該当なし	該当なし	該当なし
	該当なし	該当なし	該当なし	該当なし	
中山 健夫（京都大学）	該当なし	該当なし	該当なし	日本ベーリンガーインゲルハイム㈱，ファイザー㈱，ヤンセンファーマ㈱	該当なし
	該当なし	㈱JMDC	該当なし	該当なし	
成井 浩司（虎の門病院）	該当なし	該当なし	該当なし	該当なし	該当なし
	該当なし	該当なし	該当なし	該当なし	
八木 朝子（太田総合病院記念研究所附属診療所）	該当なし	該当なし	該当なし	該当なし	該当なし
	該当なし	該当なし	該当なし	該当なし	
山内 基雄（奈良県立医科大学）	該当なし	該当なし	該当なし	該当なし	該当なし
	㈱小池メディカル	該当なし	該当なし	該当なし	
山城 義広（嬉野が丘サマリヤ人病院）	該当なし	該当なし	該当なし	該当なし	該当なし
	該当なし	該当なし	該当なし	該当なし	
吉田 雅博（国際医療福祉大学）	該当なし	該当なし	該当なし	該当なし	該当なし
	該当なし	該当なし	該当なし	該当なし	

委員

氏名（所属）（五十音順）	利益相反事項開示項目				
	開示項目1	開示項目2	開示項目3	開示項目4	開示項目5
	開示項目6	開示項目7	開示項目8	開示項目9	
協力員 小賀 徹（川崎医科大学）	該当なし	該当なし	該当なし	該当なし	該当なし
	該当なし	該当なし	帝人ファーマ㈱, ㈱フィリップス・ジャパン, フクダ電子㈱, フクダライフテック京滋㈱	該当なし	
富田 康弘（虎の門病院）	該当なし	該当なし	該当なし	該当なし	該当なし
	該当なし	該当なし	帝人ファーマ㈱, ㈱フィリップス・ジャパン, フクダ電子㈱, レスメド㈱	該当なし	
濱田 哲（京都大学）	該当なし	該当なし	該当なし	該当なし	該当なし
	該当なし	該当なし	帝人ファーマ㈱	該当なし	
村瀬 公彦（京都大学）	該当なし	該当なし	該当なし	該当なし	該当なし
	該当なし	該当なし	帝人ファーマ㈱, ㈱フィリップス・ジャパン, フクダ電子㈱, フクダライフテック京滋㈱, レスメド㈱	該当なし	
森 裕之（久留米大学）	該当なし	該当なし	該当なし	該当なし	該当なし
	該当なし	該当なし	該当なし	該当なし	
和田 裕雄（順天堂大学）	該当なし	該当なし	該当なし	該当なし	該当なし
	該当なし	該当なし	該当なし	該当なし	
内山 真（日本大学）	該当なし	該当なし	該当なし	エーザイ㈱, MSD㈱, 武田薬品工業㈱	該当なし
	該当なし	エーザイ㈱, Meiji Seika ファルマ㈱	該当なし	該当なし	
外部評価委員 小川 浩正（東北大学）	該当なし	該当なし	該当なし	該当なし	該当なし
	該当なし	該当なし	フクダライフテック㈱	該当なし	
佐藤 一道（国際医療福祉大学）	該当なし	該当なし	該当なし	該当なし	該当なし
	該当なし	該当なし	該当なし	該当なし	
中田 誠一（藤田医科大学）	該当なし	該当なし	該当なし	該当なし	該当なし
	該当なし	該当なし	該当なし	該当なし	
三島 和夫（秋田大学）	該当なし	該当なし	該当なし	エーザイ㈱, MSD㈱, 武田薬品工業㈱	該当なし
	大正製薬㈱, ノーベルファーマ㈱	エーザイ㈱, 武田薬品工業㈱	該当なし	該当なし	
百村 伸一（自治医科大学）	該当なし	該当なし	該当なし	該当なし	該当なし
	該当なし	該当なし	該当なし	該当なし	

クリニカルクエスチョンと推奨文一覧

CQ番号	クリニカルクエスチョン	FQ/BQ	ステートメント	推奨の強さ（合意率）	エビデンスレベル
Ⅰ章 SAS の概念・分類・疫学					
CQ 1	病態 1）SAS とはどのような疾患ですか？	BQ	睡眠時無呼吸症候群（SAS）とは睡眠関連呼吸障害に含まれる病態である．SAS には閉塞性睡眠時無呼吸症候群（OSAS）と中枢性睡眠時無呼吸症候群（CSAS）があるが，OSAS を SAS と記されることも多く，注意が必要である．	—	A
CQ 2	種類 1）SAS にはどのような種類がありますか？	BQ	睡眠時無呼吸症候群（SAS）には閉塞性睡眠時無呼吸症候群（OSAS）と中枢性睡眠時無呼吸症候群（CSAS）がある．OSAS が SAS と解釈されることも多い．OSAS は成人のものと小児のものに大別され，現状で CSAS には 8 病態があるとされる．	—	B
CQ 3	SAS，CSA の疫学 1）SAS の頻度はどれくらいですか？	BQ	❶睡眠関連呼吸障害（SRBD）を AHI（apnea hypopnea index）≧15 で定義すると，その有病率は 50 歳代の女性で 10％弱，男性で 10～20％程度とされる．	—	B
			❷SAS を「SRBD ＋昼間の過度の眠気（EDS）」と定義すると，その有病率は AHI≧5 ＋ EDS で男性 5％前後，女性 2～3％前後とされる．	—	B
			❸SAS を「SRBD ＋ EDS や高血圧，心血管障害」と定義すると，その有病率は 15％程度（男性のみ）とされる．	—	B
	2）CSA の頻度はどれくらいですか？	BQ	❶CSA の有病率を CAI（central apnea index）≧5 かつ CAI＞OAI（obstructive apnea inex）で定義すると，健常一般人では 50 歳前後の女性で 0.1％程度，男性で 1.0％程度とされる	—	C
			❷ejection fraction（EF）を基本に診断された心不全患者では，CAI≧5 かつ CAI＞OAI で定義すると，CSA の有病率は 11.7～49％とされる．	—	C
Ⅱ章 SAS の病態・発症機序					
CQ 4	OSA の病態生理 1）OSA はどのようにして起こるのでしょうか？	BQ	解剖学的に狭小な上気道が覚醒中に閉塞しないのは，オトガイ舌筋を中心とした上気道開大筋群が気道の閉塞を防いでいるからである．しかし，睡眠中はトーヌスが低下し，加えて吸気に伴う上気道内の陰圧に対する上気道開大筋群の代償機構が不十分であれば上気道は閉塞する．このことが OSA の基本病態生理である．	—	B
CQ 5	OSA の危険因子 1）OSA の発症に関連する主な因子は何ですか？	BQ	OSA の発症に関連する主な因子には，肥満，性差，加齢があり，頭蓋顎顔面形態や上気道軟部組織の増大なども関連するが，最も重要な因子は肥満である．	—	B
CQ 6	CSB の病態 1）CSB はどのようにして起こるのでしょうか？	BQ	チェーンストークス呼吸（CSB）は，肺うっ血，換気応答の亢進など多因子が影響し合って呼吸調節が不安定になることで起こる．	—	A
CQ 7	SAS と心不全 1）SAS と心不全にはどのような関連がありますか？	BQ	SAS は心不全の発症と増悪に関与するが，一方で心不全によって SAS は悪化し，双方向性の関連がある．	—	B

CQ番号	クリニカルクエスチョン	FQ/BQ	ステートメント	推奨の強さ（合意率）	エビデンスレベル
Ⅲ章 SAS の臨床症状と診断					
CQ 8	OSA 診断と自他覚症状				
	1）OSA を疑う際の自他覚症状は何ですか？	BQ	いびき，日中の過度の眠気，睡眠中の窒息感とともに目覚めることやあえぎ呼吸の存在，不眠，他者から睡眠中の呼吸中断が報告されることなどであるが，最も信頼できるのは，睡眠中の窒息感やあえぎ呼吸の存在である．	―	B
	2）自他覚症状は客観的検査と比較して OSA の診断に有用ですか？	FQ	自他覚症状が OSA を疑う要素になるが，客観的検査に比べて信頼度は劣るため，診断の根拠とはしないことを提案する．	2（100%）	B
CQ 9	CSB 診断と自他覚症状				
	1）CSB を疑う際の自他覚症状は何ですか？	BQ	疲労感，夜間呼吸困難，睡眠中の無呼吸の指摘が CSB の自他覚症状として報告されているが，CSB を疑う際に有用な特異的症状はない．	―	B
	2）自他覚症状は客観的検査と比較して CSB の診断に有用ですか？	FQ	CSB に特異的な自他覚症状がないため，客観的検査と比較して診断に有用とはいえない．したがって，診断の根拠とはしないことを推奨する．	1（100%）	A
	3）CSB を疑う際に重要な併存症にはどのような病態がありますか？	BQ	CSB の重要な併存症として，心不全，心房細動，脳卒中がある．	―	A
CQ 10	OSA と日中の眠気の関係				
	1）OSA は日中の眠気の原因になりますか？	BQ	OSA は日中の眠気の原因になる．	―	B
	2）OSA 患者の日中の眠気は治療によって改善しますか？	FQ	OSA に起因する日中の眠気は適切な治療によって改善する．適切な治療を行うことを推奨する．	1（100%）	B
CQ 11	質問紙				
	1）質問紙は SAS（OSA，CSA）の診断に有用ですか？	FQ	❶OSA の特徴的な症状や徴候を主観的に問う質問紙は多数あるが，診断精度は低く，質問紙で診断しないことを推奨する．	1（100%）	C
			❷診断検査を行うかを決定するに際して，OSA 診断の確率を高めるために質問紙を使用することを提案する．	2（100%）	C
			❸CSA を対象にした質問紙は今のところない．	推奨なし	―
CQ 12	睡眠ポリグラフ検査（PSG）				
	1）PSG は SAS（OSA，CSA）の診断に有用ですか？	FQ	OSA と CSA の確定診断には終夜睡眠ポリグラフ検査（PSG）が標準であり，実施することを推奨する．	1（100%）	B
CQ 13	呼吸イベント判定				
	1）PSG で判定される呼吸イベントにはどのような項目があるでしょうか？	BQ	PSG での呼吸イベント判定は米国睡眠医学会（AASM）のマニュアルに準じて行う．睡眠段階や覚醒反応ならびに呼吸イベントとして無呼吸，低呼吸，呼吸努力関連覚醒反応（RERA），CSB，低換気などを判定する．	―	A
CQ 14	アテンド PSG				
	1）アテンド PSG は非アテンド PSG に比較して SAS の診断に有用ですか？	FQ	アテンド PSG は非アテンド PSG に比べ，適正な記録状態の維持，有害事象時の対応，各種睡眠障害との鑑別診断，および CPAP マニュアルタイトレーションの点では有利であり，診断や治療効果判定のために実施することを提案する．	2（100%）	B
CQ 15	portable monitor（簡易モニター）				
	1）portable monitor（簡易モニター）は OSA の診断に有用ですか？	FQ	portable monitor（簡易モニター）は，明確な併存疾患がなく，かつ中等度から重症 OSA が疑われる場合，PSG の代替としての診断に用いることを提案する．	2（100%）	A
	2）portable monitor（簡易モニター）は CSA の診断に有用ですか？	FQ	portable monitor（簡易モニター）は，PSG と比べ，測定項目数は少なく，CSA の判定精度が低いため，CSA の診断に使用しないことを推奨する．	1（100%）	A

CQ 番号	クリニカルクエスチョン	FQ/BQ	ステートメント	推奨の強さ（合意率）	エビデンスレベル
IV章 SAS の治療・予後					
A. OSA の治療総論					
CQ 16	OSA の治療法・適応				
	1）OSA にはどのような治療法があるでしょうか？	BQ	CPAP 治療，OA 療法，減量，鼻・咽頭での気道開存（口蓋扁桃，アデノイド摘出など）手術などがある	—	A
	2）どのような OSA 患者に CPAP 治療を行うべきですか？	FQ	CPAP 治療は OSA に有効であり，OSA による日中の眠気などの臨床症状が強い症例，および中〜重症例では CPAP 治療が第一選択となり，行うことを推奨する．	1（100%）	A
	3）どのような OSA 患者に OA 療法が有効ですか？	FQ	CPAP 治療の適応とならない軽〜中等症の症例，あるいは CPAP が使用できない症例で，行うことを提案する．	2（100%）	B
	4）どのような OSA 患者に減量療法が有効ですか？	FQ	肥満を伴う OSA 患者に対して減量療法を併用することを推奨する．	1（100%）	C
	5）OSA 患者の治療に睡眠時の体位療法（positional therapy）は有効ですか？	FQ	OSA 患者のうち，仰臥位でない体位（主に側臥位）で眠ることにより無呼吸が軽減される患者がいる．軽症の患者および CPAP 治療などの標準的な治療が困難な患者に対し，側臥位にて無呼吸が軽減されることを確認したうえで，患者に睡眠時の体位について指導することを提案する．	2（100%）	D
	6）どのような OSA 患者に耳鼻咽喉科的手術が有用ですか？	FQ	CPAP，OA が使用できない症例で，耳鼻咽喉科的手術適応がある場合，手術による副作用を十分に説明したあとに，行うことを提案する．	2（100%）	C
	7）どのような OSA 患者に酸素療法が有用ですか？	FQ	CPAP，OA が使用できない症例に酸素療法を行うことがある．	推奨なし	C
	8）どのような OSA 患者に顎顔面形成術が有用ですか？	FQ	CPAP，OA が使用できない症例で，顎顔面形成術の適応がある場合，手術による副作用を十分に説明したあとに，行うことを提案する．	2（100%）	C
B. OSA の合併症と各種治療					
CQ 17	OSA と高血圧				
	1）OSA は高血圧の原因となりますか？	BQ	OSA は二次性高血圧の主要な原因のひとつであり，特に治療抵抗性高血圧や夜間早朝高血圧では OSA の合併に注意が必要である．	—	A
	2）CPAP 治療は OSA 患者の高血圧を改善しますか？	BQ	CPAP 治療によって OSA 患者の血圧が低下し，減量や降圧薬に上乗せの降圧効果が期待できる．	—	A
CQ 18	OSA と糖尿病				
	1）OSA は 2 型糖尿病発症の危険因子となりますか？	BQ	OSA は 2 型糖尿病発症の独立した危険因子となる可能性が高い．	—	B
	2）CPAP 治療は OSA 患者の血糖コントロールを改善しますか？	BQ	CPAP 治療で糖代謝の改善が得られることを示すエビデンスは不十分である．	—	C
CQ 19	OSA と脂質異常症				
	1）OSA は脂質異常の危険因子となりますか？	BQ	OSA が脂質異常の独立した危険因子であることを示すエビデンスは不十分である．	—	C
	2）CPAP 治療は OSA 患者の脂質異常を改善しますか？	BQ	CPAP 治療で脂質異常の改善が得られることを示すエビデンスは不十分である．	—	C
CQ 20	OSA と内臓脂肪				
	1）内臓脂肪型肥満は OSA の危険因子となりますか？	BQ	内臓脂肪型肥満は OSA の重要な要因である．	—	A
	2）CPAP 治療は OSA 患者の内臓脂肪量を減少させますか？	BQ	3 ヵ月以内の CPAP 治療で OSA 患者の内臓脂肪量は減少しない．	—	B
CQ 21	OSA と QOL				
	1）CPAP 治療は OSA 患者の QOL を改善しますか？	BQ	CPAP 治療によって OSA 患者の QOL は一定の側面において改善することが期待できる．	—	B

CQ番号	クリニカルクエスチョン	FQ/BQ	ステートメント	推奨の強さ（合意率）	エビデンスレベル
CQ 22	OSA の CPAP 治療				
	1）CPAP 治療は OSA 患者の心血管障害関連パラメーターを改善しますか？	BQ	CPAP 治療は OSA の心血管障害関連パラメーターを改善する．	—	A
	2）CPAP 治療は OSA 患者の予後を改善しますか？	BQ	CPAP 治療は使用状況が保たれていれば OSA の予後を改善する（心血管イベントを抑制する）可能性がある．	—	B
	3）CPAP 治療にはどのような副作用がありますか？	BQ	インターフェースによる違和感，鼻咽頭の乾燥症状，皮膚や目の違和感などがある．	—	—
CQ 23	OSA の OA 療法				
	1）OA 療法は OSA 患者の QOL を改善しますか？	BQ	OA 療法によって OSA 患者の QOL は一定の側面において改善することが期待できる．	—	B
	2）OA 療法は OSA 患者の心血管疾患危険因子を改善しますか？	BQ	OA 療法によって OSA 患者の一部の心血管疾患危険因子を改善する．	—	C
	3）OA 療法にはどのような副作用がありますか？	BQ	OA 使用に伴う短期的副作用には，唾液過多（または減少），歯や歯肉の疼痛や違和感，起床時の咬合異常，筋や顎関節の違和感などがあり，これらの症状は一般に時間経過とともに消失する．長期的副作用には，歯の移動とそれに伴う咬合異常があり，これらの変化は不可逆的である．	—	
CQ 24	OSA の減量療法				
	1）減量療法は OSA 患者の無呼吸を改善しますか？	BQ	減量療法は OSA 患者の無呼吸を軽減させる．	—	C
	2）減量療法は OSA 患者の QOL を改善しますか？	BQ	減量療法は OSA 患者の QOL を改善させる可能性がある．	—	D
	3）減量療法は OSA 患者の心血管疾患危険因子を改善しますか？	BQ	減量により，肥満の OSA 患者の高血圧，糖尿病，脂質異常症などの心血管疾患危険因子を改善させる可能性がある．	—	C
CQ 25	OSA の体位療法				
	1）睡眠時の体位療法（positional therapy）は OSA 患者の無呼吸を改善しますか？	BQ	OSA 患者のうち，仰臥位でない体位（主に側臥位）で眠ることにより無呼吸が軽減されることがある．	—	D
CQ 26	OSA の酸素療法				
	1）酸素療法は OSA 患者の QOL を改善しますか？	BQ	酸素療法が OSA 患者の QOL を改善するという根拠は明確ではない．	—	D
	2）酸素療法は OSA 患者の高血圧を改善しますか？	FQ	酸素療法が OSA 患者の高血圧の改善に有効か否かは明らかでない．	—	C
	3）酸素療法は OSA 患者の糖尿病を改善しますか？	BQ	酸素療法が OSA 患者の糖尿病を改善するという根拠は明確ではない．	—	D
	4）酸素療法は OSA 患者の心血管疾患を改善しますか？	BQ	夜間低酸素が心血管関連死亡を予測したという報告はあるが，現状では心血管疾患の発症抑制に有用であるとの根拠に乏しい．	—	C
	5）酸素療法にはどのような副作用がありますか？	BQ	OSA に対する酸素療法は無呼吸イベント持続時間を長くさせ，高二酸化炭素血症をきたすことがある．	—	—

CQ 番号	クリニカルクエスチョン	FQ/ BQ	ステートメント	推奨の強さ （合意率）	エビデンス レベル
CQ 27	OSA の耳鼻咽喉科的手術				
	1）耳鼻咽喉科的手術は OSA 患者の QOL を改善しますか？	BQ	耳鼻咽喉科的手術は短期成績として OSA 患者の QOL を一定の側面において改善することが期待できる．特に鼻手術は AHI の改善を認めなくとも QOL を改善する．	—	C
	2）耳鼻咽喉科的手術は OSA 患者の心血管疾患危険因子を改善しますか？	BQ	手術後に心血管障害発症リスクの改善を認めたという論文もみられるが，精度の高い報告はなく，発症リスクを改善するか否かは明らかでない．	—	D
	3）耳鼻咽喉科的手術にはどのような副作用がありますか？	BQ	口蓋垂軟口蓋咽頭形成術（uvulopalatopharyngoplasty：UPPP）の周術期管理では術直後，周術期の出血や呼吸トラブルに注意する必要がある．術後長期の副症状としては UPPP 後の軟口蓋の閉鎖不全，咽頭違和感，嚥下への影響，味覚異常などが少数報告されている．さらに，いびき治療として行われる口蓋垂口蓋形成術（laser-assisted uvulopalatoplasty：LAUP）については治療効果が確認されず，瘢痕拘縮による気道狭窄出現の報告がある．	—	—
CQ 28	OSA の顎顔面形成術治療				
	1）顎顔面形成術は OSA 患者の QOL を改善しますか？	BQ	CPAP，OA が使用不可能な症例で，手術後の AHI，いびきなどの改善，顔面の形態学変化による QOL の改善などが期待できる．	—	D
	2）顎顔面形成術は OSA 患者の心血管疾患危険因子を改善しますか？	BQ	手術後に心血管障害発症リスクの改善を認めたという論文もみられるが，精度の高い報告はなく，発症リスクを改善するか否かは明らかでない．	—	D
	3）顎顔面形成術にはどのような副作用がありますか？	BQ	頻度の高いものに下唇知覚異常などがあり，一部に術後の神経障害性疼痛の発現もみられる．まれに，咬合異常，術後重篤心疾患，気道狭窄などがある．	—	—
CQ 29	CPAP の使用時間				
	1）OSA 患者の CPAP 使用時間は治療効果に影響しますか？	BQ	CPAP の使用時間は OSA 患者の治療効果に影響する．	—	B
	2）CPAP 治療を何時間行えば OSA 患者の日中の眠気を改善しますか？	BQ	日中の主観的眠気の改善には少なくとも一夜あたり 4 時間以上の CPAP 治療を行う．効果を維持するためには毎日使用することが望ましい．	—	B
	3）CPAP 治療を何時間行えば OSA 患者の高血圧や心血管イベントの発生率を改善しますか？	BQ	高血圧と心血管イベントの頻度を抑制するには，少なくとも一夜あたり 4 時間以上の CPAP 治療を行う．	—	A
CQ 30	アドヒアランスの改善				
	1）OSA の治療において，固定圧 CPAP とオート CPAP で CPAP アドヒアランスに差はありますか？	BQ	固定圧 CPAP とオート CPAP では，適切な圧設定がなされていれば，CPAP アドヒアランスに差はない．	—	C
	2）圧リリーフ機能は CPAP アドヒアランスを改善しますか？	BQ	圧リリーフ機能の使用による CPAP アドヒアランスの改善効果は，統計学的には認められていない．	—	C
	3）患者に合ったマスクの選択は CPAP アドヒアランスを改善しますか？	BQ	患者ごとに最適なマスクを選択することで CPAP アドヒアランスを改善することがある．	—	C
	4）加湿器や点鼻薬の使用は CPAP アドヒアランスを改善しますか？	BQ	鼻閉を訴える例では加湿器や点鼻薬の使用により CPAP アドヒアランスを改善することがある．	—	C
	5）患者教育や治療介入は CPAP アドヒアランスを改善しますか？	BQ	支持介入，教育介入，行動療法などで CPAP アドヒアランスは改善することがある．	—	C
CQ 31	CPAP 治療の中断による OSA の再発				
	1）OSA に対する CPAP 治療の中断により OSA は再発しますか？	BQ	CPAP の中断により，治療前に比較して AHI は悪化することはないが，OSA は再発する．	—	A

CQ 番号	クリニカルクエスチョン	FQ/ BQ	ステートメント	推奨の強さ (合意率)	エビデンス レベル
CQ 32	睡眠薬の使用				
	1）OSA 患者の不眠に睡眠薬を投与しますか？	BQ	不眠を有する OSA 患者の治療では，最初に睡眠薬の使用は実施せず，まずは OSA そのものの治療を優先する．	―	C
	2）OSA の不眠に対する睡眠薬治療にはどのような副作用がありますか？	BQ	薬剤により結果が異なるが，特に重症例においてはイベント数の増加，イベント時間の延長が報告されている．	―	―
	3）CPAP 使用患者のアドヒアランス向上に睡眠薬は有効ですか？	FQ	適正な設定の CPAP 使用にもかかわらず不眠が存在するときは睡眠薬の使用を提案する．	2 (100%)	C
	4）CSA に対する睡眠薬治療にはどのような副作用がありますか？	BQ	CSA に対する使用前後のイベント数，睡眠構築，眠気などの報告があるが，報告数が少なく，さらなる検討が必要である．	―	―
C. CSB の治療総論					
CQ 33	CSB の治療法・適応				
	1）CSB にはどのような治療法があるでしょうか？	BQ	❶CSB の発生に関与する基礎疾患への治療として，心不全に対する薬物療法，ペースメーカ治療（心臓再同期療法：cardiac resynchronization therapy [CRT]）が CSB 自体の治療となる．	―	B
			❷CSB 自体を直接抑制する治療として，CPAP，bi-level PAP，ASV，酸素療法がある．	―	B
	2）どのような CSB 患者に CPAP 治療を行うべきですか？	FQ	心不全や心不全の関連疾患に合併した CSB では，原疾患の治療適正化の後でも残存する中等度以上の場合は，CPAP 治療を行うことを提案する．	2 (100%)	B
	3）どのような CSB 患者に ASV 治療を行うべきですか？		❶心不全に対する治療の適正化後も残存する中等度以上の CSB 患者で，左室駆出率（left ventricular ejection fraction：LVEF）＞45%の症候性心不全（NYHA 心機能分類Ⅲ度以上）において，CPAP に忍容性がない，あるいは CPAP 下の AHI≧15 の場合は ASV 治療を検討する．	推奨なし	B
		FQ	❷心不全に対する治療の適正化後も残存する中枢性呼吸イベント優位な中等度以上の CSB 患者で，LVEF≦45%の症候性心不全患者（NYHA 心機能分類Ⅲ度以上）では，CPAP に忍容性がない，あるいは CPAP 下の AHI≧15 の場合に，さらなる治療が必要であれば ASV 治療を検討する．	推奨なし	C
	4）どのような CSB 患者に酸素療法を行うべきですか？	FQ	心不全治療の適正化の後も残存する中等度以上の CSB 患者で，症候性心不全（NYHA 心機能分類Ⅲ度以上）において，CPAP や ASV に対する忍容性のない場合では酸素療法を行うことを提案する．	2 (100%)	B
	5）どのような CSB 患者に薬物療法を行うべきですか？	FQ	心不全に合併した CSB 患者で，本邦の心不全診療ガイドラインに準拠した心不全自体の薬物治療およびその適正化を行うことを推奨する．	1 (100%)	B
	6）どのような CSB 患者に機器（ペースメーカ）治療を行うべきですか？	FQ	心不全に合併した CSB 患者で，心不全治療としての適応がある場合，心不全に対する治療としての適応に基づいてペースメーカ治療を行うことを推奨する．特にCRTによってCSB の改善が期待できる．	1 (100%)	B

CQ 番号	クリニカルクエスチョン	FQ/BQ	ステートメント	推奨の強さ（合意率）	エビデンスレベル
D. CSB の各種治療					
CQ 34	CSB の CPAP，ASV，酸素療法				
	1）CPAP 治療は CSB 患者の QOL を改善しますか？	BQ	CPAP 治療は CSB 患者の QOL を改善しない．	—	C
	2）ASV 治療は CSB 患者の QOL を改善しますか？	BQ	ASV 治療は CSB 患者の QOL の改善を示すが限定的である．	—	C
	3）CPAP 治療は CSB 患者の心血管障害，予後を改善しますか？	BQ	❶心不全に合併した CSB 患者において，数ヵ月間の CPAP 治療によって LVEF や運動耐容能の低下といった心血管障害は改善する．	—	B
			❷CPAP 治療で CSB が中等症未満に抑制される患者では予後改善の可能性がある．	—	C
	4）ASV 治療は CSB 患者の心血管障害，予後を改善しますか？	BQ	❶心不全に合併した CSB 患者において，数ヵ月間の ASV 治療によって LVEF や運動耐容能の低下といった心血管障害は改善する．	—	B
			❷ASV 治療は CSB 患者の予後改善の可能性がある．ただし，LVEF ≦45％では予後を悪化させる可能性もあるので注意が必要である．	—	C
	5）CSB 患者に対する CPAP 治療にはどのような副作用がありますか？	BQ	インターフェースの違和感，鼻咽頭部の乾燥症状，皮膚や目の違和感が起こりうる．	—	—
	6）CSB 患者に対する ASV 治療にはどのような副作用がありますか？	BQ	インターフェースの違和感，鼻咽頭部の乾燥症状，皮膚や目の違和感が起こりうる．LVEF ≦45％では生命予後を悪化させる可能性もあるので注意が必要である．	—	—
	7）酸素療法は CSB 患者の心血管障害，予後を改善しますか？	BQ	❶心不全に合併した CSB 患者において，酸素療法によって運動耐容能低下といった心血管障害は改善する可能性がある．	—	C
			❷酸素療法による CSB 患者の予後の改善は示されていない．	—	B
	8）CSB 患者に対する酸素療法にはどのような副作用がありますか？	BQ	低酸素解除，改善による呼吸再開刺激を弱めるので，呼吸イベントの持続時間を長くする可能性がある．	—	—
V章 SAS 患者の車の運転					
CQ 35	車の運転とリスク				
	1）運転リスクに特に注意が必要なのは，どのような OSA ドライバーですか？	BQ	OSA 罹患により運転事故リスクは上昇する．特に，中等～重症の眠気（意図せず不適切な居眠りを日常活動中に生じるレベル）を有するか，眠気，疲労，不注意による事故もしくはニアミスを最近生じている OSA ドライバーは，早期の診断・治療を受けるべきである．	—	C
	2）OSA の治療は事故発生リスクの抑制に関係しますか？	BQ	CPAP 治療によって，OSA 患者の事故リスクは低下する．	—	B
VI章 遠隔医療					
CQ 36	CPAP 遠隔モニタリング				
	1）遠隔モニタリング指導は CPAP アドヒアランスを改善しますか？	BQ	❶遠隔モニタリング指導により CPAP アドヒアランスの改善が期待できる．	—	C
			❷遠隔モニタリング指導は医療者側の負担軽減や患者側の利便性向上も期待できる．	—	C

目　次

Ⅳ章　SAS の治療・予後

A．OSA の治療総論

B．OSA の合併症と各種治療

第 I 章
SAS の概念・分類・疫学

CQ1 病態

CQ 1-1　SAS とはどのような疾患ですか？　BQ

ステートメント	エビデンスレベル
●睡眠時無呼吸症候群（SAS）とは睡眠関連呼吸障害に含まれる病態である．SAS には閉塞性睡眠時無呼吸症候群（OSAS）と中枢性睡眠時無呼吸症候群（CSAS）があるが，OSAS を SAS と記されることも多く，注意が必要である．	A

■ 解説

　睡眠関連呼吸障害（sleep related breathing disorders：SRBD）はあらゆる世代でみられる病態で，死に関連することもある．睡眠時無呼吸（sleep apnea：SA）には，無呼吸中にも呼吸努力を伴い，通常いびきが存在する閉塞性睡眠時無呼吸（obstructive sleep apnea：OSA）と，呼吸努力を伴わない中枢性睡眠時無呼吸（central sleep apnea：CSA）がある．心不全，脳卒中疾患患者でみられることが多いチェーンストークス呼吸（Cheyne-Stokes breathing：CSB）は CSA の 1 種類である．最もよくみられる病態は OSA であり，肥満，加齢，男性が重要な発症関連要因と考えられている[1~3]．

　OSA では気道，主に咽頭が完全に虚脱した場合に無呼吸となり，不完全に虚脱した場合には低呼吸となる．睡眠中の 10 秒以上の気流停止を睡眠時無呼吸という．低呼吸には 2 つの基準があり，推奨として，10 秒以上の 30% 以上の気流の低下と，基準値に対して 3% 以上の酸素飽和度の低下あるいは覚醒反応を伴う場合，低呼吸と判定される．また，許容とされる基準として 4% の酸素飽和度低下が伴う場合も低呼吸と判定される．そのほか，10 秒以上継続する呼吸努力のあとに覚醒を伴った場合，呼吸努力関連覚醒反応（respiratory effort related arousal：RERA）と呼ばれる[4,5]．睡眠時間 1 時間あたりの無呼吸と低呼吸の総数を無呼吸低呼吸指数（apnea hypopnea index：AHI）といい，AHI 5 以上のときは「SRBD あり」，あるいは「OSA」とする．なお，SRBD は従来使用されていた睡眠呼吸障害（sleep disordered breathing：SDB）と同義である．AHI 5 以上で日中の過度の眠気などの臨床症状を伴う場合は閉塞性睡眠時無呼吸症候群（obstructive

表 1　閉塞性睡眠時無呼吸症候群，成人の診断基準

（A と B）または C で基準を満たす
A．以下の最低ひとつが存在する．
1．患者は眠気，非回復性の睡眠，疲労感，あるいは不眠の症状を訴える．
2．患者は呼吸停止，喘ぎ，あるいは窒息感とともに目覚める．
3．ベッドパートナーや他の観察者が患者の睡眠中に習慣性いびき，呼吸の中断，あるいはその両方を報告する．
4．患者が高血圧，気分障害，認知機能障害，冠動脈疾患，脳卒中，うっ血性心不全，心房細動，あるいは 2 型糖尿病と診断されている．
B．睡眠ポリグラフ検査（PSG），あるいは検査施設外睡眠検査（OCST）[1] で以下を認める．
1．PSG では 1 時間あたり，OCST では記録時間 1 時間あたり，5 回以上の閉塞性優位な呼吸事象［イベント］[2]（閉塞性あるいは混合性無呼吸，低呼吸や呼吸努力関連覚醒反応［RERA］[3]）が認められる．
または
C．睡眠ポリグラフ検査，あるいは検査施設外睡眠検査[1] で以下を認める．
1．PSG では睡眠 1 時間あたり，OCST では記録時間 1 時間あたり，15 回以上の閉塞性優位な呼吸事象［イベント］（無呼吸，低呼吸や RERA[3]）が認められる．

【注】
1）検査施設外睡眠検査（OCST）は睡眠ポリグラフ検査（PSG）と比較して，1 時間あたりの閉塞性呼吸事象［イベント］を過小評価するのが一般的である．これは原則として，脳波により判定される実際の睡眠時間が，OCST ではしばしば記録されないためである．呼吸事象指数（REI）という用語を総睡眠時間ではなく，記録時間に基づいた事象の頻度を表すために使用してもよい．
2）呼吸事象は，米国睡眠医学会による睡眠と随伴事象判定手引きの最新版に従って定義される．
3）呼吸努力関連覚醒反応（RERA）と低呼吸事象は睡眠からの覚醒反応に基づいており，OCST では脳波による覚醒反応を記録できないため，判定できない．

（米国睡眠医学会（著），日本睡眠学会診断分類委員会（訳）：睡眠障害国際分類，第 3 版，ライフ・サイエンス，東京，2018．[2] より許諾を得て転載）

sleep apnea syndrome：OSAS）とし，臨床症状がなくて

表2 チェーンストークス呼吸を伴う中枢性睡眠時無呼吸の診断基準

（Aあるいは B）＋ C ＋ D で基準を満たす

A．以下の最低ひとつが存在する．
 1．眠気．
 2．入眠や睡眠維持の困難，頻回の中途覚醒，あるいは非回復性の睡眠．
 3．呼吸困難による覚醒．
 4．いびき．
 5．無呼吸の観察．

B．心房細動や粗動，うっ血性心不全，あるいは神経疾患が存在する．

C．睡眠ポリグラフ検査（PSG）（診断検査あるいは気道陽圧呼吸タイトレーション検査）で，以下のすべてが認められる．
 1．睡眠 1 時間あたり 5 回以上の中枢性無呼吸あるいは中枢性低呼吸[1]．
 2．中枢性無呼吸と中枢性低呼吸の総数が無呼吸と低呼吸の総数のうち 50％以上を占める[2]．
 3．換気パターンがチェーンストークス呼吸（CSB）の基準を満たす[3]．

D．この障害は，その他の睡眠障害，薬物（オピオイドなど）や物質の使用では，よく説明できない．

【注】
1）米国睡眠医学会による睡眠と随伴事象判定手引きの最新版によって定義される．
2）C2 診断基準が当てはまらない場合，CSB は睡眠ポリグラフ検査の所見として報告できる．
3）チェーンストークス呼吸（CSB）を伴う中枢性睡眠時無呼吸（CSA）の診断は，閉塞性睡眠時無呼吸（OSA）の診断を除外するものではない．

（米国睡眠医学会（著），日本睡眠学会診断分類委員会（訳）：睡眠障害国際分類，第 3 版，ライフ・サイエンス，東京，2018.[2] より許諾を得て転載）

があるが，いずれの CSAS も CSA または中枢性低呼吸が睡眠 1 時間あたり 5 回以上あり，中枢性の無呼吸低呼吸が全体の睡眠時無呼吸低呼吸の 50％を超えている．チェーンストークス呼吸を伴った CSA の診断基準を表 2 に示す．このように SAS には閉塞性睡眠時無呼吸症候群（OSAS）と中枢性睡眠時無呼吸症候群（CSAS）があるが，OSAS は SAS と記されることも多く，注意が必要である．なお，AHI は本来，睡眠 1 時間あたりの無呼吸低呼吸である．簡易モニターの測定 1 時間あたりの睡眠呼吸障害の数は呼吸障害指数（respiratory event index：REI）であるが，本邦の保険診療では，本来 REI と評すべきところも AHI になっている．その他，酸素飽和度低下指数などで評価されることもある．なお，以前，本邦では REI は respiratory disturbance index（RDI）と表現されることもあったが，現在，RDI は睡眠 1 時間あたりの（無呼吸＋低呼吸＋RERA）数と定義されている．本書では統一性を保ちながら理解しやすい説明を添えて適切に使用した．

■ 文献

1）American Academy of Sleep Medicine (ed): International Classification of Sleep Disorders, 3rd Ed, American Academy of Sleep Medicine, Darien, 2014.
2）米国睡眠医学会（著），日本睡眠学会診断分類委員会（訳）：睡眠障害国際分類，第 3 版，ライフ・サイエンス，東京，2018.
3）American Academy of Sleep Medicine (ed): International Classification of Sleep Disorders, 2nd Ed, American Academy of Sleep Medicine, Westchester, 2005.
4）American Academy of Sleep Medicine: The AASM Manual for the Scoring of Sleep and Associated Events, Rules, Terminology and Technical Specifications, Version 2.5, American Academy of Sleep Medicine, Darien, 2018.
5）米国睡眠医学会（著），日本睡眠学会（監訳）：AASM による睡眠および随伴イベントの判定マニュアル，ルール，用語，技術仕様の詳細，Version 2.5，ライフ・サイエンス，東京，2018.
6）Kryger MH, Roth T, Dement WC (eds): Principles and Practice of Sleep Medicine, 6th Ed, Elsevier, Saunders, Philadelphia, 2017.

も AHI が 15 以上であれば OSAS とされていたが，International Classification of Sleep Disorders, 3rd Edition（ICSD-3）で変更が加えられ，症状がなくても，高血圧や 2 型糖尿病，冠動脈疾患などの有意な疾患がある場合も，AHI が 5 以上であれば OSAS と診断可能ともとれる表現となっている（表 1）[1]．また，5≦AHI＜15 は軽症，15≦AHI＜30 は中等症，AHI≧30 は重症とされている[1~4,6]．なお，ICSD-3 では閉塞性優位な呼吸事象（閉塞性あるいは混合性無呼吸，低呼吸や RERA）を AHI と同等に定義している（表 1）[1]．

中枢性睡眠時無呼吸症候群群（central sleep apnea syndrome：CSAS）には種類があり，CSAS ごとに診断基準

CQ 2 種類

CQ 2-1 SAS にはどのような種類がありますか？ **BQ**

ステートメント	エビデンスレベル
●睡眠時無呼吸症候群（SAS）には閉塞性睡眠時無呼吸症候群（OSAS）と中枢性睡眠時無呼吸症候群（CSAS）がある．OSAS が SAS と解釈されることも多い．OSAS は成人のものと小児のものに大別され，現状で CSAS には 8 病態があるとされる．	B

■ 解説

睡眠中の呼吸異常を睡眠関連呼吸障害（sleep related breathing disorders：SRBD）という．SRBD は，以前は睡眠呼吸障害（sleep disordered breathing：SDB）と記されることが多かった．SRBD は閉塞性睡眠時無呼吸障害（OSAS または obstructive sleep apnea disorders：OSAD），中枢性睡眠時無呼吸症候群（central sleep apnea syndromes），睡眠関連低換気障害群（sleep related hypoventilation disorders：SRHD），睡眠関連低酸素血症（sleep related hypoxemia disorder），isolated symptom および正常亜型としていびきとカタスレニアがある[1~6]．

閉塞性睡眠時無呼吸（obstructive sleep apnea：OSA）には成人と小児がある．成人の OSA と小児の OSA があり成人の閉塞性睡眠時無呼吸症候群（OSAS）の新しい定義については CQ 1 を参照する．現状，中枢性睡眠時無呼吸症候群（CSAS）には 8 病態があり，低換気障害である SRHD には 6 病態，低換気を伴わずに低酸素血症のみが問題となる病態もある（表 1）[1,2]．

■ 文献

1) American Academy of Sleep Medicine (ed): International Classification of Sleep Disorders, 3rd Ed, American Academy of Sleep Medicine, Darien, 2014
2) 米国睡眠医学会（著），日本睡眠学会診断分類委員会（訳）：睡眠障害国際分類，第3版，ライフ・サイエンス，東京，2018
3) American Academy of Sleep Medicine (ed): International Classification of Sleep Disorders, 2nd Ed, American Academy of Sleep Medicine, Westchester, 2005
4) American Academy of Sleep Medicine: The AASM Manual for the Scoring of Sleep and Associated Events, Rules, Terminology and Technical Specifications, Version 2.5, American Academy of Sleep Medicine, Darien, 2018
5) 米国睡眠医学会（著），日本睡眠学会（監訳）：AASM による睡眠および随伴イベントの判定マニュアル，ルール，用語，技術仕様の詳細，Version 2.5，ライフ・サイエンス，東京，2018
6) Kryger MH, Roth T, Dement WC (eds): Principles and Practice of Sleep Medicine, 6th Ed, Elsevier, Saunders, Philadelphia, 2017.

表 1 睡眠関連呼吸障害（17 種類）と孤発症状と正常範囲の異型（2 種類）（ICSD-3）

A．閉塞性睡眠時無呼吸障害群
 1．閉塞性睡眠時無呼吸，成人
 2．閉塞性睡眠時無呼吸，小児
B．中枢性睡眠時無呼吸症候群
 1．チェーンストークス呼吸を伴う中枢性睡眠時無呼吸
 2．チェーンストークス呼吸を伴わない身体疾患による中枢性無呼吸
 3．高地周期性呼吸による中枢性睡眠時無呼吸
 4．薬物または物質による中枢性睡眠時無呼吸
 5．原発性中枢性睡眠時無呼吸
 6．乳児期の原発性中枢性睡眠時無呼吸
 7．未熟性に伴う原発性中枢性睡眠時無呼吸
 8．治療時出現中枢性睡眠時無呼吸
C．睡眠関連低換気障害群
 1．肥満低換気症候群
 2．先天性中枢性肺胞低換気症候群
 3．視床下部機能障害を伴う遅発性中枢性低換気
 4．特発性中枢性肺胞低換気
 5．薬物または物質による睡眠関連低換気
 6．身体疾患による睡眠関連低換気
D．睡眠関連低酸素血障害
　睡眠関連低酸素血症
孤発症状と正常範囲の異型
 1．いびき
 2．カタスレニア

（米国睡眠医学会（著），日本睡眠学会診断分類委員会（訳）：睡眠障害国際分類，第3版，ライフ・サイエンス，東京，2018.[2] より許諾を得て転載）

CQ 3　SAS，CSA の疫学

CQ 3-1　SAS の頻度はどれくらいですか？　BQ

ステートメント	エビデンスレベル
❶睡眠関連呼吸障害 (SRBD) を AHI(apnea hypopnea index)≧15 で定義すると，その有病率は 50 歳代の女性で 10%弱，男性で 10〜20%程度とされる．	B
❷SAS を「SRBD＋昼間の過度の眠気 (EDS)」と定義すると，その有病率は AHI≧5＋EDS で男性 5%前後，女性 2〜3%前後とされる．	B
❸SAS を「SRBD＋EDS や高血圧，心血管障害」と定義すると，その有病率は 15%程度（男性のみ）とされる．	B

CQ 3-2　CSA の頻度はどれくらいですか？　BQ

ステートメント	エビデンスレベル
❶CSA の有病率を CAI (central apnea index)≧5 かつ CAI＞OAI (obstructive apnea index) で定義すると，健常一般人では 50 歳前後の女性で 0.1%程度，男性で 1.0%程度とされる．	C
❷ejection fraction (EF) を基本に診断された心不全患者では，CAI≧5 かつ CAI＞OAI で定義すると，CSA の有病率は 11.7〜49%とされる	C

■ 解説

a. SAS の頻度（簡易モニターでは OSA と CSA の鑑別は困難であるが，両者の頻度から判断すると，本項目は OSAS の頻度について記載することとなる）

SAS を検査所見による睡眠関連呼吸障害 (sleep related breathing disorder：SRBD) に眠気，疲労などの臨床症状を伴うものと定義すると，多くの文献（表 1，表 2）では SRBD の有病率を報告しており[1~18]，CQ 3 で問う「SAS の有病率」にはそぐわないと考えられる．本項の目的は，SAS の有病率を明らかにすることであるが，多くの研究が SRBD の有病率を扱っていることから，まず，SRBD の有病率についてまとめた．

SRBD の有病率は，full PSG (polysomnography) による無呼吸低呼吸指数(apnea hypopnea index：AHI)≧5, 10, 15, 20, 30 などの基準で検討され，特に AHI≧15 の基準を採用している報告が多かった．

男女と年齢で層別化し，SRBD を AHI≧5 で定義すると有病率は大きなばらつきを示したが，AHI≧15 で定義すると比較的まとまったデータが得られた（表 3，表 4）[1~12]．このため，まず，50 歳代の男女での有病率を求め，さらに，30 歳代前後，70 歳以降，の有病率を検討した．その結果，「50 歳代の女性で 10%弱，男性で 10〜20%程度であった．70 歳以上の女性では 10%を超え，男性では 20%を超えるとする報告が多かった．逆に 30〜40 歳くらいの若年層では，女性 5%弱，男性 10%程度であった．以上から，高年齢層および男性で有病率が高い」という結論が得られた．ただし，70 歳代以降の高齢者，女性の 30 歳

表1　SASの疫学関連の文献

文献	対象年齢	性別	発表国	検査の種類	対象と数
1	30～60歳	男女	米国	Lab-O/N-PSG	女性1,843名，男性1,670名，公務員（職域）
2	20～100歳	女	米国	Lab-O/N-PSG	12,219名のうち1,000名にPSG．地域住民
3	30～70歳	男女	スペイン	Lab-O/N-PSG	2,794名のうち，男性255名，女性135名にPSG施行．地域住民
4	40～70歳	男女	韓国	in-Lab/Home-O/N-PSG	男性2,523名，女性2,497名のうち，472名にPSG，地域住民
5	30～60歳	男	香港	Lab-O/N-PSG	男性1,542名のうち153名にPSG（職域）
6	30～60歳	女	香港	Lab-O/N-PSG	女性1,532名のうち106名にPSG（職域）
7	40歳以上	男女	米国	In home-O/N-PSG	心血管系のコホートから男性3,042名，女性3,398名に対しPSG施行．地域住民．
8	20～70歳	女	スウェーデン	In home-O/N-PSG	女性9,000名より398名に対しPSG．地域住民
9	20～100歳	男	米国	Lab-O/N-PSG	男性4,364名のうち741名にPSG
10	35～65歳	男	インド	In home-O/N-PSG*	男性658名→男性200名に対しPSG．地域住民．
11	35～75歳	男女	スイス	In home-O/N-PSG	心血管系と精神疾患系のコホートから6,733人→男性1,024名，女性1,097名に対しPSG施行．地域住民．
12	20～80歳	男女	ブラジル	Lab-O/N-PSG	1,101名→男性466名，女性576名に対しPSG施行．地域住民．

*ただし，EEGなく，AHIではなく，RDIと思われる
PSG：polysomnography

表2　本邦でのSASの疫学関連の文献

文献	対象年齢	性別	検査の種類	対象と数
13	20～59歳	男	パルスオキシメトリ	男性476名のうち322名に検査．職域．
14	30～69歳	女	パルスオキシメトリ	女性3,626名に検査．地域住民．
15	20～69歳	男	パルスオキシメトリ	男性truck drivers 1,465名．職域．
16	30～79歳	男女	パルスオキシメトリ	男女766名．地域住民．
17	40～69歳	男	パルスオキシメトリ	男性1,424名．地域住民．
18	30歳～	男女	フローセンサ	男女978名．地域住民

表3　50歳を含む年齢層のSRBDの有病率（％）（男性）

文献	5≦AHI	10≦AHI	15≦AHI	20≦AHI	30≦AHI	その他
1	31	14	9.1			
2						
3	27.9	24.1	19.4	14.7	11.4	
4	33.7	21.6	11.9			
5	17.2					
6						
7	57.7		25.0		9.3	
8						
9	19.7	11.8		6.4		
10	21.9	14.0	11.7			
11	83.8		49.7			
12	46.5		24.8			

代では文献が少なかった．

さらに，SASの有病率は，SASを「SRBD＋昼間の過度の眠気（excessive daytime sleepiness：EDS）」と定義すると，AHI≧5＋EDSで男性5%前後，女性2～3%前

表4 50歳を含む年齢層のSRBDの有病率（%）（女性）

文献	5≦AHI	10≦AHI	15≦AHI	20≦AHI	30≦AHI	その他
1	16	5.9	4.0			
2			2.0			
3	31.0	16.2	8.6	8.3	4.3	
4	25.2	10.0	2.9			
5						
6	10.1					
7	30.1		11.5		3.5	
8	56		17		4.6	
11	60.8		23.4			
12	30.6		9.6			

表5 AHIのカットオフ値とSAS（＝SRBD＋症状）の有病率（%）

文献	5≦AHI	10≦AHI	15≦AHI	20≦AHI	30≦AHI	症状
1	男4 女2					EDS
2		男3.9 女1.2				EDS
3	男5.5 女7.6	男3.4 女3				EDS
4	男4.5 女3.2					EDS
5	男4.1	男3.2	男3.1			EDS
6	女2.1	女1.4	女0.8			EDS
7	（−）					
8	（−）	（−）	（−）	（−）	（−）	
9	男15.9 女（−）	男9.4 女（−）		男4.7 女（−）		EDS HT* CVD**
10	男7.5 女（−）	男6.1 女（−）	男5.4 女（−）			EDS
11						
12	男40.6 女26.1					EDS SRS

HT : hypertension（高血圧），CVD : cardiovascular disease（心血管障害），SRS : sleep related syndrome: loud snoring, fatigue, breathing interruptions during sleep

後とする報告が多かった．また，SASを「SRBD＋EDSや高血圧，心血管障害」と定義するとその有病率はより高率で，男性のみのデータであるが15%程度であった．SRBDとEDSとの関連は小さいと指摘する論文もあった（表5）[1〜12]．

一方，full PSGで得られたAHIに基づくSASあるいはSRBDに関する本邦の疫学データは皆無であった．簡易モニターに基づくRDIのデータを，年齢および男女で層別化した報告が6文献あった（表6，表7）[13〜18]．検査方法，対象が職域あるいは地域住民，また，性別も異なるため，単純な比較は困難と考えられた．

参考までに簡易モニターのデータを示すと，40〜69歳の地域住民を対象にした研究では，男性で3%ODI（酸素飽和度低下指数）5以上の睡眠呼吸障害が40.4%，3%ODI 15以上が9.0%[17]，女性で3%ODI 5以上の睡眠呼吸障害が20.2%，3%ODI 15以上の睡眠呼吸障害は2.8%であった[14]．978名の地域住民を検討した研究では，男女住民18.4%が気流センサーによるRDIで15/hr以上

表6 50歳を含む年齢層の有病率（%）（男性）

文献	5 ≤ RDI	10 ≤ RDI	15 ≤ RDI	20 ≤ RDI	30 ≤ RDI	その他
13	74.1		30.6		11.8	
14						
15	25.4	11.1	6.6			
16	(43.2)		(10.3)			
17	40.4		9.0			
18			14.4*			

* 男女を合わせたデータ.

表7 50歳を含む年齢層の有病率（%）（女性）

文献	5 ≤ RDI	10 ≤ RDI	15 ≤ RDI	20 ≤ RDI	30 ≤ RDI	その他
13						
14	20.2	6.4	2.8			
15						
16	(43.2)		(10.3)			
17						
18			14.4*			

* 男女を合わせたデータ.

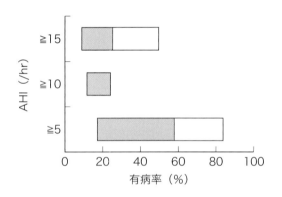

図1 各AHIの定義に基づくSRBDの有病率（男性）

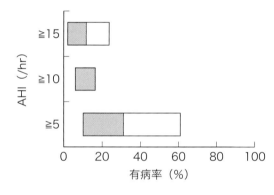

図2 各AHIの定義に基づくSRBDの有病率（女性）

であった[18]．最近の研究では，睡眠日誌とアクチグラフにより計測した客観的な睡眠時間をもとにして補正された3%ODIを使用した本邦の7,051人（男性2,274人，閉経前女性1,585人，閉経後女性3,160人，閉経不明32人）の解析により，3%ODI 15以上の中等度以上の睡眠呼吸障害を男性で23.7%，閉経前女性で1.5%，閉経後女性で9.5%に認めた[検索期間外文献 a]．また，医学生（年齢24.6±1.9歳）487名を対象とした研究では，男子学生の46.1%，女子学生の11.6%が気流センサーによりRDI 5以上の睡眠呼吸障害を示した[検索期間外文献 b]（便宜上，respiratory disturbance index（RDI）として表示したが，検索期間外文

献bなど新たな論文では，AASMのガイドラインに基づきrespiratory event index（REI）と表示されている．REIは，在宅検査に用いられる用語である[検索期間外文 c]）．

full PSGを行っている研究結果をまとめると，SRBDの有病率はAHI≧15で定義すると，50歳代の女性で10%弱，男性で10～20%程度であった．有病率の分布を図1（男性），図2（女性）の青色のバーで表示した．70歳以上の女性では10%を超え，男性では20%を超えるとする報告が多かった．逆に30～40歳くらいの若年層では，女性5%弱，男性10%程度であった．以上のとおり，高年齢層および男性で有病率が高い，と考えられた．

表8 CSA の疫学関連の文献

文献	対象年齢	性別	発表国	検査の種類	対象と数
24	65歳以上	男	米国	In home-O/N-PSG	骨粗鬆症のコホートから男性2,865名に対しPSG施行. 地域住民.
25	40歳以上	男女	米国	Lab-O/N-PSG	睡眠および心疾患コホートから, 5,804名のPSGデータを使用. 地域住民.
26	71～87歳	男女	スウェーデン	In home-O/N-PSG	心血管系のコホートから331名に対しPSGを施行.
27	65歳以上	男	米国	In home-O/N-PSG	骨粗鬆症のコホートから男性2,872名に対しPSG施行. 地域住民.
28	18～90歳	男女	英国	in-Lab/Home-O/N-PSG	CHF患者354名のうち170名にPSG. 通院患者.
29	18歳以上	男女	米国	In home-O/N-PSG	心不全管理プログラムのCHF患者324名, そのうち男110名, 女60名にPSG施行.
30		男女	ドイツ	Lab-O/N-PSG/PG	HF患者1,506名のうち, 273名にPSG, 1,233名にPG施行.

CHF：chronic heart failure, HF：heart failure, PG：polygraphy, PG：polysomnography

なお, 新しい研究データ[8,11]では有病率が高い傾向を認め, 本情報を追加すると図1, 図2のバーの青色と白とを合わせた部分として表される. 原因として低呼吸（hypopnea）の定義の変遷, あるいは, 気流センサーの感度の改善などが原因と考えられる[11]. また, SAS/SRBDの有病率が高値である可能性を鑑み, 今後,「治療が必要なSAS」についての検討が重要と考えられた.

飲酒がOSASに与える影響は古くから検討されており[19], 最近のメタ解析では, 欧米の疫学データを中心に21報をまとめた結果, 飲酒をするヒトは, 飲酒をしないヒトと比較して, OSASのリスク（relative risk）が25%増加することが示された[検索期間外文献d]. また, 就寝直前の飲酒の有無に限っても, 飲酒をした群が飲酒をしなかった群と比較して, OSASが悪化することがメタ解析で示されている[検索期間外文献e]. 一方, 就寝前の飲酒でなくとも, 日常的な飲酒習慣があると, リスクが増加することが知られている[20]. また, 本邦のデータでは, 地域住民[21~22]や男性職業運転者[30]を対象にした疫学研究があり, 飲酒とOSASとは男女ともに関連し[21~23], 体重で補正した飲酒量とSRBDの有病率とが関連することが示された[21,23].

b. CSA の頻度（この場合のCSA（central sleep apnea）はほとんどがCSB（Cheyne-Stokes breathing）を伴ったCSAである）

CSAの定義は,「central apnea index（CAI）≧5かつCAI＞OAIを満たすこと」として採用している論文が多

く認められた（表8）[24~30]. CSAの有病率をCAI≧5かつCAI＞OAI（obstructive apnea index）で定義すると, 規模の大きな疫学研究[25]によると健常一般人では50歳前後の女性で0.1%程度, 男性で1.0%程度と考えられた（表9）[24~30]. 70歳以上の女性では0.3%, 男性では2.7%程度と報告された. 他の文献とあわせても, 高年齢層および男性で有病率が高い, と考えられた[24~30].

一方, ejection fraction（EF）45%未満を基準に診断された心不全患者では, 上記の定義によるCSAの有病率は11.7～49%であった. 心不全患者のCSAの有病率は健常一般人より高値であると考えられた（表10）.

以上の有病率の分布を図3（健常一般人の男女, 心不全）の青色のバーで表示した.

なお, 本項を執筆した際に引用した文献では, 必ずしも心不全の定義が統一されていないこと, また, 心不全の重症度や性別などの分類が検討されていないこと, などから, 今後もエビデンスの積み重ねが必要と考えられる. さらに, 心不全以外の心房細動などの他の心疾患の検討, あるいは, complex SASやCSBなどCSA類似の概念との関連の検討なども必要と考えられた.

■ 文献

1) Young T, Palta M, Dempsey J, et al: The occurrence of sleep-disordered breathing among middle-aged adults. N Engl J Med 1993; **328**: 1230-1235.
2) Bixler EO, Vgontzas AN, Lin HM, et al: Prevalence of sleep-disordered breathing in women: effects of gender. Am J Respir Crit Care Med 2001; **163**: 608-613.

表9 一般集団中の CSA の有病率（%）

文献	CSA の定義	評価項目	有病率	その他
24		CAI ≧ 5/hr	7.3%	対象全体の 6%に HF 既往有
25	「CAI ≧ 5/hr かつ CAI ＞ OAI」	CSA	男性全体　　　 1.8% 39〜64 歳男性　0.9% 65〜90 歳男性　2.7% 女性全体　　　 0.2% 39〜64 歳女性　0.1% 65〜90 歳女性　0.3%	
26	① 「AHI ≧ 5/hr かつ CAI ＞ OAI」 ② 「AHI ≧ 15/hr かつ CAI ＞ OAI」	CSA ①②	LVEF ≧ 50%群 ①12% ②5% LVEF 49〜40%群 ①27% ②21% LVEF ＜ 40% ①50% ②18%	
27		CAI ≧ 5/hr	7.4%	

LVEF : left ventricular ejection fraction, CAI : central apnea index, OAI : obstruction apnea index

表10 心不全患者における CSA の有病率（%）

文献	対象者の定義	CSA/CompSA の定義	評価項目	有病率
28	European guidelines に基づく CHF 患者	CSA ＝「AHI ≧ 15/hr かつ CAI ＞ OAI」	CSA	11〜14%
29	1 ヵ月以内の入院および 2 週間以内の血管作動薬の増量歴がない CHF 患者	CSA ＝「AI ≧ 5 かつ CAI ＞ OAI」		全体 9% LVEF ＜ 45 群　11.7% LVEF ≧ 45 群　2.4%
30	LVEF ≦ 45 ％ および NYHA class ≧ Ⅱ の CHF 患者	CSA ＝「AHI ≧ 5/hr かつ, CSB, CHI, CAI が優勢であるもの」	CSA	48.9%

LVEF : left ventricular ejection fraction, NYHA : New York Heart Association, AI : apnea index, CompSA : complex sleep apnea, CSB : Cheyne-Stokes breathing

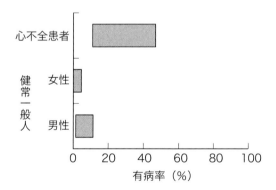

図3 CSA の有病率

J Respir Crit Care Med 2004; **170**: 1108-1113.

5) Ip MS, Lam B, Lauder IJ, et al: A community study of sleep-disordered breathing in middle-aged Chinese men in Hong Kong. Chest 2001; **119**: 62-69.

6) Ip MS, Lam B, Tang LC, et al: A community study of sleep-disordered breathing in middle-aged Chinese women in Hong Kong: prevalence and gender differences. Chest 2004; **125**: 127-134.

7) Baldwin CM, Kapur VK, Holberg CJ, et al; Sleep Heart Health Study Group: Associations between gender and measures of daytime somnolence in the Sleep Heart Health Study. Sleep 2004; **27**: 305-311.

8) Franklin KA, Sahlin C, Stenlund H, et al: Sleep apnoea is a common occurrence in females. Eur Respir J 2013; **41**: 610-615.

9) Bixler EO, Vgontzas AN, Ten Have T, et al: Effects of age on sleep apnea in men: I. Prevalence and severity. Am J Respir Crit Care Med 1998; **157**: 144-148.

10) Udwadia ZF, Doshi AV, Lonkar SG, et al: Prevalence of sleep-disordered breathing and sleep apnea in middle-aged urban Indian men. Am J Respir Crit Care Med 2004; **169**: 168-173.

3) Durán J, Esnaola S, Rubio R, et al: Obstructive sleep apnea-hypopnea and related clinical features in a population-based sample of subjects aged 30 to 70 yr. Am J Respir Crit Care Med 2001; **163**: 685-689.

4) Kim J, In K, Kim J, et al: Prevalence of sleep-disordered breathing in middle-aged Korean men and women. Am

11）Heinzer R, Vat S, Marques-Vidal P, et al: Prevalence of sleep-disordered breathing in the general population: the HypnoLaus study. Lancet Respir Med 2015; **3**: 310-318.

12）Tufik S, Santos-Silva R, Taddei JA, et al: Obstructive sleep apnea syndrome in the Sao Paulo epidemiologic sleep study. Sleep Med 2010; **11**: 441-446.

13）Nakayama-Ashida Y, Takegami M, Chin K, et al: Sleep-disordered breathing in the usual lifestyle setting as detected with home monitoring in a population of working men in Japan. Sleep 2008; **31**: 419-425.

14）Cui R, Tanigawa T, Sakurai S, et al: Associations of sleep-disordered breathing with excessive daytime sleepiness and blood pressure in Japanese women. Hypertens Res 2008; **31**: 501-506.

15）Sakurai S, Cui R, Tanigawa T, et al: Alcohol consumption before sleep is associated with severity of sleep-disordered breathing among professional Japanese truck drivers. Alcohol Clin Exp Res 2007; **31**: 2053-2058.

16）Sakamoto Y, Kokubo Y, Toyoda K, et al: Sleep-disordered breathing is associated with elevated human atrial natriuretic peptide levels in a Japanese urban population: the Suita study. Int J Cardiol 2014; **173**: 334-335.

17）Tanigawa T, Tachibana N, Yamagishi K, et al: Relationship between sleep-disordered breathing and blood pressure levels in community-based samples of Japanese men. Hypertens Res 2004; **27**: 479-484.

18）Yamagishi K, Ohira T, Nakano H, et al: Cross-cultural comparison of the sleep-disordered breathing prevalence among Americans and Japanese. Eur Respir J 2010; **36**: 379-384.

19）Bearpark H, Elliott L, Grunstein R, et al: Snoring and sleep apnea. A population study in Australian men. Am J Respir Crit Care Med 1995; **151**: 1459-1465.

20）Peppard PE, Austin D, Brown RL: Association of alcohol consumption and sleep disordered breathing in men and women. J Clin Sleep Med 2007; **3**: 265-270.

21）Tanigawa T, Tachibana N, Yamagishi K, et al: Usual alcohol consumption and arterial oxygen desaturation during sleep. JAMA 2004; **292**: 923-925.

22）Cui R, Tanigawa T, Sakurai S, et al; CIRCS Investigators: Associations between alcohol consumption and sleep-disordered breathing among Japanese women. Respir Med 2011; **105**: 796-800.

23）Sakurai S, Cui R, Tanigawa T, et al: Alcohol consumption before sleep is associated with severity of sleep-disordered breathing among professional Japanese truck drivers. Alcohol Clin Exp Res 2007; **31**: 2053-2058.

24）Javaheri S, Blackwell T, Ancoli-Israel S, et al; for the Osteoporotic Fractures in Men Study Research Group: Sleep-disordered breathing and incident heart failure in older men. Am J Respir Crit Care Med 2016; **193**: 561-568.

25）Donovan LM, Kapur VK: Prevalence and characteristics of central compared to obstructive sleep apnea: Analyses from the Sleep heart health study cohort. Sleep 2016; **39**: 1353-1359.

26）Johansson P, Alehagen U, Svanborg E, et al: Sleep Disordered breathing in an elderly community-living population: Relationship to cardiac function, insomnia symptoms and daytime sleepiness. Sleep Med 2009; **10**: 1005-1011.

27）Stone KL, Blackwell TL, Ancoli-Israel S, et al; for the Osteoporotic Fractures in Men (MrOS) Study Research Group: Sleep disordered breathing and risk of stroke in older community-dwelling men. Sleep 2016; **39**: 531-540.

28）Ward NR, Roldao V, Cowie MR, et al: The effect of respiratory scoring on the diagnosis and classification of sleep disordered breathing in chronic heart failure. Sleep 2013; **36**: 1341-1348.

29）Redeker NS, Muench U, Zucker MJ, et al: Sleep disordered breathing, daytime symptoms, and functional performance in stable heart failure. Sleep 2010; **33**: 551-560.

30）Bitter T, Westerheide N, Hossain SM, et al: Symptoms of sleep apnoea in chronic heart failure-results from a prospective cohort study in 1,500 patients. Sleep Breath 2012; **16**: 781-791.

■検索期間外文献

a）Matsumoto T, Murase K, Tabara Y, et al: Impact of sleep characteristics and obesity on diabetes and hypertension across genders and menopausal status; the nagahama study. Sleep 2018; 41. doi: 10.1093/sleep/zsy071.

b）Nishijima T, Kizawa T, Hosokawa K, et al: Prevalence of sleep-disordered breathing in Japanese medical students based on type-3 out-of-center sleep test. Sleep Med 2018; **41**: 9-14.

c）American association for sleep medicine: AASM style guide for sleep medicine terminology. Website accessed at 25 March 2019. ＜http://jcsm.aasm.org/resources/documents/style-guide-sleep-medicine-terms.pdf＞

d）Simou E, Britton J, Leonardi-Bee J, et al: Alcohol and the risk of sleep apnoea: a systematic review and meta-analysis. Sleep Med 2018; **42**: 38-46.

e）Kolla BP, Foroughi M, Saeidifard F, et al: The impact of alcohol on breathing parameters during sleep: A systematic review and meta-analysis. Sleep Med Rev 2018; **42**: 59-67.

第 Ⅱ 章
SAS の病態・発症機序

CQ 4　OSA の病態生理

CQ 4-1　OSA はどのようにして起こるのでしょうか？　BQ

ステートメント	エビデンスレベル
●解剖学的に狭小な上気道が覚醒中に閉塞しないのは，オトガイ舌筋を中心とした上気道開大筋群が気道の閉塞を防いでいるからである．しかし，睡眠中はトーヌスが低下し，加えて吸気に伴う上気道内の陰圧に対する上気道開大筋群の代償機構が不十分であれば上気道は閉塞する．このことが OSA の基本病態生理である．	B

■ 解説

a. 解剖学的上気道形態

一般的に健常人に比較して OSAS では解剖学的上気道径が小さい[1~3]．その原因として，上気道周囲の軟部組織沈着，顎顔面形態，舌容積，扁桃肥大などが考えられている．なかでも肥満による咽頭周囲への軟部組織の沈着は上気道径に影響する最も重要な因子である．

b. 上気道虚脱性

OSA が覚醒時には観察されず睡眠時にのみ観察されることから考えても，解剖学的な上気道狭小化だけで OSA の基本病態生理を説明できないことは明らかである．鼻中隔尾側末端から喉頭蓋までの咽頭は，嚥下，嘔吐，おくび，発声をスムーズに行うために柔軟に閉塞・開大を繰り返すことができる部位であり，OSA の閉塞部位である咽頭は元来虚脱性が高い．したがって，吸気時に横隔膜が作り出す上気道内の陰圧に対して，上気道開大筋群のなかで重要な役割を持つオトガイ舌筋の筋活動は，上気道虚脱を防ぐように，吸気時に高く，呼気時に低下することが知られている[4]．この上気道開大筋群の代償機構の破綻が解剖学的上気道径の狭小化と相まって OSA の基本病態生理を説明すると考えられる[5,6]．吸気時の上気道内の陰圧に対してオトガイ舌筋の筋活動性を上げることは上気道の開存に有効的に働くと考えられ，近年吸気時にのみオトガイ舌筋を支配する舌下神経を刺激する治療機器が開発され，その有効性が示されている[7]．

覚醒相から睡眠相に移行すると筋の弛緩による気道の狭小化に対する開大筋の代償が十分でないため，気道抵抗が上昇し，換気量の減少を招くとも，さらに，呼吸中枢からの換気ドライブは低下し，健常人であっても換気量が低下する．オトガイ舌筋は，脳幹部覚醒睡眠調節中枢，呼吸リズム形成領域，中枢化学受容野や上気道陰圧受容器からの入力を受けるため[5]，覚醒相から睡眠相への移行に伴ってオトガイ舌筋の活動性も低下し，上気道は虚脱する方向に向かう[8]．また，オトガイ舌筋の筋活動は，横隔膜の筋活動が上昇する前，すなわち吸気開始前から上昇し始めることがわかっている．これは上気道内の陰圧に対する機械受容器（mechanoreceptors）の反射的代償機構では説明はできない事象であり，上気道開大筋群自体の調節機構も OSA の病態生理に関与すると考えられる[2,5]．

さらに上気道虚脱性は肺容量の影響を受け，最大呼気位から最大吸気位へと肺容量が変化することで咽頭断面積が増大する．臥位になることによる肺容量の減少，さらに，覚醒相から睡眠相に移行することで，1 回換気量の低下を主とした換気量の低下が生じ，肺容量は減少する．こういった睡眠中の肺容量の減少も上気道虚脱性を高めていることが示唆されている．これらのメカニズムは上気道開大筋群の筋活動性が肺容量によって神経生理学的に影響を受けているのではなく，肺容量の増加が機械的に上気道を尾側に牽引することで，上気道剛性と上気道断面積が増大し上気道虚脱を防いでいる．したがって換気量の変化が上気道閉塞に影響を及ぼすのである[5]．

c. 換気ドライブの不安定性と上気道の虚脱性

重症 OSAS が気管切開で治療せざるを得なかった時代に，OSAS に対する気管切開施行後に中枢型無呼吸を含

む周期性呼吸が観察されることが報告されている。その後、多くの研究からOSASは延髄呼吸中枢からの換気ドライブの不安定性を併せ持つことが明らかにされてきた。延髄呼吸中枢の不安定性がOSAを引き起こす機序として、延髄呼吸中枢からの換気ドライブはオトガイ舌筋の支配神経である舌下神経へも作動することからも理解できる。すなわち、呼吸が不安定であり、そのなかで換気ドライブが低下した際には、呼吸運動とともに上気道開大筋群の筋活動も低下するため、上気道虚脱性が増しOSAが惹起される[1,5,8,9]。

■ 文献

1) White DP: The pathogenesis of obstructive sleep apnea: advances in the past 100 years. Am J Respir Cell Mol Biol 2006; **34**: 1-6.

2) Horner RL: Motor control of the pharyngeal musculature and implications for the pathogenesis of obstructive sleep apnea. Sleep 1996; **19**: 827-853.

3) American Society of Anesthesiologists Task Force on Perioperative Management of patients with obstructive sleep apnea: Practice guidelines for the perioperative management of patients with obstructive sleep apnea: an updated report by the American Society of Anesthesiologists Task Force on Perioperative Management of patients with obstructive sleep apnea. Anesthesiology 2014; **120**: 268-286.

4) Kuna ST, Sant'Ambrogio G: Pathophysiology of upper airway closure during sleep. Jama 1991; **266**: 1384-1389.

5) White DP: Pathogenesis of obstructive and central sleep apnea. Am J Respir Crit Care Med 2005; **172**: 1363-1370.

6) Younes M. Contributions of upper airway mechanics and control mechanisms to severity of obstructive apnea. Am J Respir Crit Care Med 2003; **168**: 645-658.

7) Strollo PJ Jr, Soose RJ, Maurer JT, et al: Upper-airway stimulation for obstructive sleep apnea. N Engl J Med 2014; **370**: 139-149.

8) Jordan AS, McSharry DG, Malhotra A: Adult obstructive sleep apnoea. Lancet 2014; **383**: 736-747.

9) Sankri-Tarbichi AG, Rowley JA, Badr MS: Expiratory pharyngeal narrowing during central hypocapnic hypopnea. Am J Respir Crit Care Med 2009; **179**: 313-319.

Ⅱ • SASの病態・発症機序

CQ5 OSAの危険因子

CQ 5-1　OSAの発症に関連する主な因子は何ですか？　BQ

ステートメント	エビデンスレベル
●OSAの発症に関連する主な因子には，肥満，性差，加齢があり，頭蓋顎顔面形態や上気道軟部組織の増大なども関連するが，最も重要な因子は肥満である．	B

■ 解説

a. 肥満

OSA最大の危険因子は肥満であり，性差とは無関係にBMIや首の周囲径などの指標とともに有病率が増加する[1,2]．10%の体重増加は，中等症OSA（AHI≧15）を発症するリスクが6倍となる[3]．また，重症肥満（BMI≧40kg/m²）は肥満低換気症候群進展への主要な危険因子とされている[検索期間外文献 a]．

b. 性別

男性におけるOSAの頻度は女性の2〜3倍であるが，年齢の上昇に伴いその差は小さくなる．また，女性では閉経による影響が示唆されている[1,4,5]．

c. 年齢

OSAの有病率は若年成人から70歳代まで増加し，その後はプラトーとなるとされている[4,6,7]．

d. 頭蓋顎顔面形態

上顎および下顎の大きさや位置の異常，狭小な鼻腔などの頭蓋顎顔面形態や扁桃の肥大を含む上気道軟部組織の異常は発症率を増加させ[1]，アジア人では特に下顎が後退していることなどの影響が指摘されている[8]．舌や扁桃などの軟部組織構造とそれらの容器である顎の位置や大きさに影響を与える内分泌異常や先天異常を含む解剖学的構築が関与する．

■ 文献

1) Young T, Skatrud J, Peppard PE: Risk factors for obstructive sleep apnea in adults. JAMA 2004; **291**: 2013-2016.
2) Peppard PE, Young T, Barnet JH, et al: Increased prevalence of sleep-disordered breathing in adults. Am J Epidemiol 2013; **177**: 1006-1014.
3) Peppard PE, Young T, Palta M, Dempsey J, Skatrud J. Longitudinal study of moderate weight change and sleep-disordered breathing. JAMA 2000; **284**: 3015-3021.
4) Tufik S, Santos-Silva R, Taddei JA, et al: Obstructive sleep apnea syndrome in the Sao Paulo epidemiologic sleep study. Sleep Med 2010; **11**: 441-446.
5) Quintana-Gallego E, Carmona-Bernal C, Capote F, et al: Gender differences in obstructive sleep apnea syndrome: a clinical study of 1166 patients. Respir Med 2004; **98**: 984-989.
6) Young T, Palta M, Dempsey J, et al. Burden of sleep apnea: rationale, design, and major findings of the Wisconsin Sleep Cohort study. WMJ 2009; **108**: 246-249.
7) Jennum P, Riha RL: Epidemiology of sleep apnoea/hypopnoea syndrome and sleep-disordered breathing. Eur Respir J 2009; **33**: 907-914.
8) Li KK, Kushida C, Powell NB, et al: Obstructive sleep apnea syndrome: a comparison between Far-East Asian and white men. Laryngoscope 2000; **110**: 1689-1693.

■検索期間外文献

a) Mokhlesi B, Masa JF, Brozek JL, et al: Evaluation and Management of Obesity Hypoventilation Syndrome. An Official American Thoracic Society Clinical Practice Guideline. Am J Respir Crit Care Med 2019; **200**: e6-e24.

CQ6　CSB の病態

CQ 6-1　CSB はどのようにして起こるのでしょうか？　BQ

ステートメント	エビデンスレベル
●チェーンストークス呼吸 (CSB) は，肺うっ血，換気応答の亢進など多因子が影響し合って呼吸調節が不安定になることで起こる．	A

■ 解説

　チェーンストークス呼吸 (Cheyne-Stokes breathing：CSB) 発生の最初の段階として$PaCO_2$の定常状態レベルと無呼吸閾値の近接がある[1~3]．心不全などの基礎疾患に関連して肺うっ血が存在する場合，その状態が肺の間質に存在するレセプターを介して呼吸中枢に伝達され換気が亢進する．そのため，そのような状態の患者では$PaCO_2$の定常状態レベルが低めであることが多い．ひとたび睡眠に入ると$PaCO_2$に対する無呼吸閾値（$PaCO_2$が過剰に低下したときに$PaCO_2$レベルを保つために呼吸中枢が換気刺激を抑制する最低の$PaCO_2$レベル）が覚醒状態に比べ上がるため，$PaCO_2$定常状態レベルがもともと低く無呼吸閾値と近接している心不全患者では，入眠後は$PaCO_2$レベルが無呼吸閾値以下となりやすく容易に中枢性無呼吸が発生する．このような患者において化学受容体の感受性が亢進，つまり換気応答の亢進があると，わずかな$PaCO_2$レベルの変化に対して換気が過剰反応をし，呼吸・過換気を繰り返すといった CSB パターンが出現する[1~9]．また，心不全などで心拍出量低下があると血液の循環時間が遅延しているため，血液ガスの変化が化学受容体まで到達するまでの時間も遅れ，長い周期で無呼吸・過換気を繰り返す典型的な CSB パターンを形成する[1~9]．特に心不全の CSB 発生においては，肺うっ血，心拍出量，化学受容体感受性が大きな鍵を握っており，実際に，CSB を有する心不全患者では CSB のない心不全患者と比べ，肺うっ血の指標である肺動脈楔入圧 (pulmonary capillary wedge pressure：PCWP) が高いこと，心不全患者で PCWP と $PaCO_2$ が逆相関すること，心不全治療により PCWP が下がると $PaCO_2$ レベルが上昇し CSB が軽症化することなどが報告されている[1,2,6]．最近では，心不

全患者において，昼間下肢に貯留した水分が，睡眠時の仰臥位の姿勢によって下肢から上半身へ再分布（水分シフト）して，肺うっ血を助長し，換気亢進から $PaCO_2$ の低下につながり，CSB が出現する一因になっている可能性が報告されている[10,11]．これら以外の因子の関与も報告されており，まず，覚醒反応とそれに続く換気の増大と睡眠と覚醒のトランジッションが CSB における漸増漸減の過換気パターンや CSB パターンそのものの形成に関与している可能性がある[1]．次に，心不全患者などで $PaCO_2$ に対する脳血管の反応が悪いことが知られており，これが CSB 出現の原因のひとつであるともいわれている[1]．たとえば，通常であれば低 $PaCO_2$ に対して脳血管収縮が起こり血流も低下するが，これの反応が悪いと呼吸中枢における局所の血流低下が起こらず，低 $PaCO_2$ 状態が過剰に検知され，換気ドライブが低下し中枢性無呼吸が出現しやすくなる．反対に高 $PaCO_2$ のときは逆の反応となって過換気が起こり，CSB パターンになりやすくなる[1]．利尿薬投与による代謝性アルカローシスは $PaCO_2$ の無呼吸閾値を上昇させ，定常状態の $PaCO_2$ レベルと無呼吸閾値を近接させ中枢性無呼吸を起こしやすい状態を形成する．心拍出量が前負荷に依存している心不全患者では過剰な利尿薬の投与で肺うっ血は軽減しているにもかかわらず中枢性無呼吸が起こりやすく，前負荷が不十分になれば心拍出量のさらなる低下が起こり循環時間をさらに遅延させ CSB パターンが出現しているというケースもあり，特に注意が必要である[1,6]．このほかにも，機能的残気量，上気道の不安定性，低酸素そのものなどが，CSB の出現に関与することが報告されている[1]．

■ 文献

1) Yumino D, Bradley TD: Central sleep apnea and

Cheyne-Stokes respiration. Proc Am Thorac Soc 2008; **15**: 226-236.

2） Kasai T: Sleep apnea and heart failure. J Cardiol 2012; **60**: 78-85.

3） Lévy P, Ryan S, Oldenburg O, et al: Sleep apnoea and the heart. Eur Respir Rev 2013: **22**: 333-352.

4） Javaheri S, Dempsey JA: Central sleep apnea. Compr Physiol 2013; **3**: 141-163.

5） Oldenburg O: Cheyne-stokes respiration in chronic heart failure. Treatment with adaptive servoventilation therapy. Circ J 2012; **76**: 2305-2317.

6） Naughton MT: Cheyne-Stokes respiration: friend or foe? Thorax 2012; **67**: 357-360.

7） Zhai AB, Yip A, Haddad H: Heart failure and sleep-dis-ordered breathing. Curr Opin Cardiol 2016; **31**: 224-228.

8） Bekfani T, Abraham WT: Current and future developments in the field of central sleep apnoea. Europace 2016; **18**: 1123-1134.

9） Javaheri S, Barbe F, Campos-Rodriguez F, et al: Types, mechanisms, and clinical cardiovascular consequences. J Am Coll Cardiol 2017; **69**: 841-858.

10） White LH, Bradley TD: Role of nocturnal rostral fluid shift in the pathogenesis of obstructive and central sleep. J Physiol 2013; **591**: 1179-1193.

11） Rowley JA, Badr MS: Central sleep apnea in patients with congestive heart failure. Sleep Med Clin 2017; **12**: 221-227.

CQ7　SASと心不全

CQ 7-1　SASと心不全にはどのような関連がありますか？　**BQ**

ステートメント	エビデンスレベル
●SAS は心不全の発症と増悪に関与するが，一方で心不全によって SAS は悪化し，双方向性の関連がある．	B

■解説

　OSA は，呼吸イベントの間に胸腔内が繰り返し高度の陰圧になること，一過性の低酸素・高二酸化炭素状態，頻回な中途覚醒などによって交感神経活性が亢進することなどから心機能の悪化や心不全の発症・増悪に関連する[1~8]．重症の OSA では，無呼吸の間，上気道閉塞により吸気が入ってこないにもかかわらず，吸気努力が残るため胸腔内に－50 cmH₂O 以上の過剰な陰圧が生じ，それが一晩中呼吸イベントのたびに繰り返す．これは心臓の壁に対して，収縮時にそれと逆方向の力が作用していることになり，収縮の直前にかかる負荷である後負荷の上昇をきたし（transmural pressure の上昇），直接的に心収縮に悪影響を与えている[1~7]．一方，胸腔内が陰圧になると静脈還流が急速に増加し，前負荷が増大し右室の容積が急激に増大する．同時に低酸素に伴う肺動脈の攣縮によって圧負荷もかかる．重症例ではこのような右室への負荷の増大で心室中隔が左室側に偏位し左室の充満が妨げられ心拍出量が一過性に低下することも報告されている[1~7]．これらの心負荷の増大，血行動態の頻回かつダイナミックな変化が繰り返されることで，心機能の悪化，心不全の発症・増悪へつながる．また，OSA 患者においては，無呼吸時のみならず昼間の覚醒時においても交感神経系が亢進していることが知られている．交感神経活性の亢進機序として，無呼吸に伴う低酸素・高二酸化炭素血症，前述の心拍出量の低下，肺伸展反射の消失，および中途覚醒があげられている．交感神経活性の亢進は，高カテコラミン状態による直接的心筋障害，血圧上昇，心拍数の増加など心負荷の増大，不整脈の誘発などから心機能の悪化，心不全の発症・増悪へつながる[1~7]．

　一方，呼吸イベントに伴って一過性ではあるが酸素飽和度が 50％を切るような重篤な低酸素状態と再酸素化は，酸化ストレスや炎症反応の亢進をきたす．酸化ストレスの亢進から血管内皮機能障害が惹起され，炎症反応も亢進するため動脈硬化が起こりやすくなっているといわれている[1~7]．この状態が長期にわたると，実際に，冠動脈疾患，心筋梗塞などの発症につながり，それらが進行すると最終的に心不全にいたる[1~7]．また，OSA は高血圧の発症・増悪にも関与するため，OSA は高血圧を原因として起こる冠動脈疾患や心不全の発症にも間接的に影響を及ぼす．実際に Sleep Heart Health Study では，未治療の重症 OSA を有する男性は，高い心不全発症リスクを有していた[1~7]．すでに心不全のある患者でも OSA はその悪化に関連し，実際に OSA を合併した心不全患者の予後は不良であると報告されている[1~7]．反対に OSA への治療によって心機能や予後が改善する可能性も示されていることから[8~11]，OSA が心不全悪化に関与するという因果関係があるといえる．

　OSA と異なり CSA に関しては独自のデータが少ないものの，CSA でも無呼吸に伴う低酸素血症，肺伸展反射の消失，中途覚醒が交感神経活性を亢進させるとともに，一過性低酸素と再酸素化による影響は起こりうる．特にチェーンストークス呼吸を伴う中枢性睡眠時無呼吸（CSA-CSB）は循環器疾患のなかでも主に心不全などの重篤な病態に合併するため，これらのメカニズムによる悪影響の度合いが弱くても，もともと悪い心機能は容易に悪化するものと考えられる．実際に CSA-CSB を合併する心不全の予後は不良である[2~7,12]．一方で，CSA-CSB に対する治療によって心機能の改善が期待できるとも報告されていることから[10,11,13]，CSA-CSB が心不全悪化に関与するという因果関係があるといえる．

　心不全になると，全身的なうっ血に伴い上気道周囲の

粘膜もうっ血（浮腫）しOSAが悪化する．特に睡眠中の仰臥位の姿勢は下肢からの水分シフトを促し，上気道周囲の浮腫を増悪させOSAの病因のひとつになっていることが知られるようになった[1,2]．また，CSA-CSBは心不全に伴う肺うっ血に関連して出現することが多いため，心不全そのものがCSA-CSBの原因となる．また，CSA-CSBにおいても，下肢からの水分シフトが肺うっ血をも助長しCSA-CSBの病因にもなっていることが報告されている[3]．これらのことから，「SAS→心不全発症・悪化→SASの悪化→心不全の予後の悪化」といった双方向性の関連性があるといえる．

■ 文献

1) Carr GE, Mokhlesi B, Gehlbach BK: Acute cardiopulmonary failure from sleep-disordered breathing. Chest 2012; **141**: 798-808.

2) Kasai T: Sleep apnea and heart failure. J Cardiol 2012; **60**: 78-85.

3) Khayat R, Small R, Rathman L, et al: Sleep-disordered breathing in heart failure: identifying and treating an important but often unrecognized comorbidity in heart failure patients. J Card Fail 2013; **19**: 431-444.

4) Lévy P, Ryan S, Oldenburg O, et al: Sleep apnoea and the heart. Eur Respir Rev 2013; **22**: 333-352.

5) Lyons OD, Bradley TD: Heart failure and sleep apnea. Can J Cardiol 2015; **31**: 898-908.

6) Linz D, Woehrle H, Bitter T, et al: The importance of sleep-disordered breathing in cardiovascular disease. Clin Res Cardiol 2015; **104**: 705-718.

7) Naughton MT, Kee K: Sleep apnoea in heart failure: To treat or not to treat? Respirology 2017; **22**: 217-229.

8) Sun H, Shi J, Li M, et al: Impact of continuous positive airway pressure treatment on left ventricular ejection fraction in patients with obstructive sleep apnea: a meta-analysis of randomized controlled trials. PLoS One 2013; **8**: e62298.

9) Aggarwal S, Nadeem R, Loomba RS, et al: The effects of continuous positive airways pressure therapy on cardiovascular end points in patients with sleep-disordered breathing and heart failure: a meta-analysis of randomized controlled trials. Clin Cardiol 2014; **37**: 57-65.

10) Sharma BK, Bakker JP, McSharry DG, et al: Adaptive servoventilation for treatment of sleep-disordered breathing in heart failure: a systematic review and meta-analysis. Chest 2012; **142**: 1211-1221.

11) Nakamura S, Asai K, Kubota Y, et al: Impact of sleep-disordered breathing and efficacy of positive airway pressure on mortality in patients with chronic heart failure and sleep-disordered breathing: a meta-analysis. Clin Res Cardiol 2015; **104**: 208-216.

12) Costanzo MR, Khayat R, Ponikowski P, et al: Mechanisms and clinical consequences of untreated central sleep apnea in heart failure. J Am Coll Cardiol 2015; **65**: 72-84.

13) Aurora RN, Bista SR, Casey KR, et al: Updated adaptive servo-ventilation recommendations for the 2012 AASM guideline: "The treatment of central sleep apnea syndromes in adults: Practice parameters with an evidence-based literature review and meta-analyses". J Clin Sleep Med 2016; **12**: 757-761.

第 III 章
SAS の臨床症状と診断

CQ 8 OSA 診断と自他覚症状

CQ 8-1 OSA を疑う際の自他覚症状は何ですか？ BQ

ステートメント	エビデンスレベル
●いびき，日中の過度の眠気，睡眠中の窒息感とともに目覚めることやあえぎ呼吸の存在，不眠，他者から睡眠中の呼吸中断が報告されることなどであるが，最も信頼できるのは，睡眠中の窒息感やあえぎ呼吸の存在である．	B

CQ 8-2 自他覚症状は客観的検査と比較して OSA の診断に有用ですか？ FQ

ステートメント	推奨の強さ（合意率）	エビデンスレベル
●自他覚症状は OSA を疑う要素になるが，客観的検査に比べて信頼度は劣るため，診断の根拠とはしないことを提案する．	2（100％）	B

■ 解説

OSA の診断における臨床診断精度のシステマティックレビューによれば，OSA を有する患者を同定するための最も有用な個々の所見は，夜間の窒息または息苦しさであり，感度52％で特異度84％であった[1]．いびきの訴えは，OSA の患者に共通しているが，レビューに含まれる6つの研究のすべてにおいて予測因子にならないことが明らかになっている．一方，いびきがなく，無呼吸の報告がない場合は OSA の診断の可能性が有意に低下した．

具体的には無呼吸低呼吸指数（AHI）≧10[2～5]あるいは AHI≧15[6]を閾値とした OSA のメタ解析では，個別症状の信頼性（陽性尤度比[LR]）は「睡眠中の窒息感やあえぎ呼吸の存在」が LR 3.3（95％CI 2.1～4.6）と最も高く，「いびき」では AHI≧10[3,5,7,8]あるいは AHI≧15[6,9]においてLR 1.1（95％CI 1.0～1.1），「日中の過眠症状」では AHI≧10[3～5,8,10]あるいは AHI≧15[6,9,11～13]においてLR 1.3（95％CI 1.1～1.4），「無呼吸の指摘」では AHI≧10[3～5,7,8,10]あるいは AHI≧15[6,9,11]においてLR 1.4（95％CI 1.4～1.5），「朝の頭痛」では AHI≧10[3,5]あるいは AHI≧15[14,15]

においてLR 1.5（95％CI 0.98～2.0）と症状個別のLRはいずれも 2.0 未満とされている．「日中の眠気」も OSA において一般的であるが「眠気」と「疲労感」はしばしば混同される．前者は明晰な覚醒状態を維持できない状態で，後者は覚醒維持可能でも援助なしには自身が望む行動が取れない状況を指すので注意深い聴取が必要である[1]．OSA における「不眠 insomnia」の有病率（84％）は通常の成人（30％）より高く[16]，診断上有用と報告されている．また，高齢の女性 OSA では入眠障害の頻度が高い（62％）ことが報告されている[16]．

以上の情報から，自他覚症状は OSA を疑う契機となることは明らかであるが，単独で OSA と診断しうるとはいえず，適切な客観的検査を実施して診断する必要がある．

■ 文献

1) Myers KA, Mrkobrada M, Simel DL: Does this patient have obstructive sleep apnea?: The rational clinical examination systematic review. JAMA 2013; **310**: 731-741.
2) FlemonsWW, WhitelawWA, Brant R, et al: Likelihood ratios for a sleep apnea clinical prediction rule. Am J

Respir Crit Care Med 1994; **150**: 1279-1285.

3) Hoffstein V, Szalai JP: Predictive value of clinical features in diagnosing obstructive sleep apnea. Sleep 1993; **16**: 118-122.

4) Kirby SD, Eng P, DanterW, et al: Neural network prediction of obstructive sleep apnea from clinical criteria. Chest 1999; **116**: 409-415.

5) Viner S, Szalai JP, Hoffstein V: Are history and physical examination a good screening test for sleep apnea? Ann Intern Med 1991; **115**: 356-359.

6) Crocker BD, Olson LG, Saunders NA, et al: Estimation of the probability of disturbed breathing during sleep before a sleep study. Am Rev Respir Dis 1990; **142**: 14-18.

7) Rowley JA, Aboussouan LS, Badr MS: The use of clinical prediction formulas in the evaluation of obstructive sleep apnea. Sleep 2000; **23**: 929-938.

8) Sch.fer H, Ewig S, Hasper E, et al: Predictive diagnostic value of clinical assessment and nonlaboratory monitoring system recordings in patients with symptoms suggestive of obstructive sleep apnea syndrome. Respiration 1997; **64**: 194-199.

9) Deegan PC, McNicholasWT: Predictive value of clinical features for the obstructive sleep apnoea syndrome. Eur Respir J 1996; **9**: 117-124.

10) Dreher A, de la Chaux R, Klemens C, et al: Correlation between otorhinolaryngologic evaluation and severity of obstructive sleep apnea syndrome in snorers. Arch Otolaryngol Head Neck Surg 2005; **131**: 95-98.

11) Hessel NS, Laman M, van Ammers VC, et al: Diagnostic work-up of socially unacceptable snoring. I. History or sleep registration. Eur Arch Otorhinolaryngol. 2002; **259**: 154-157.

12) Subramanian S, Hesselbacher SE, Aguilar R, et al: The NAMES assessment: a novel combined-modality screening tool for obstructive sleep apnea. Sleep Breath 2011; **15**: 819-826.

13) Vana KD, Silva GE, Goldberg R: Predictive abilities of the STOP-Bang and Epworth Sleepiness Scale in identifying sleep clinic patients at high risk for obstructive sleep apnea. Res Nurs Health 2013; **36**: 84-94.

14) Goksan B, Gunduz A, Karadeniz D, et al: Morning headache in sleep apnoea: clinical and polysomnographic evaluation and response to nasal continuous positive airway pressure. Cephalalgia 2009; **29**: 635-641.

15) Neau JP, Paquereau J, Bailbe M, et al: Relationship between sleep apnoea syndrome, snoring and headaches. Cephalalgia 2002; **22**: 333-339.

16) Subramanian S, Guntupalli B, Murugan T, et al: Gender and ethnic differences in prevalence of self-reported insomnia among patients with obstructive sleep apnea. Sleep Breath 2011; **15**: 711-715.

Ⅲ・SASの臨床症状と診断

CQ 9　CSB 診断と自他覚症状

CQ 9-1　CSB を疑う際の自他覚症状は何ですか？　**BQ**

ステートメント	エビデンスレベル
●疲労感，夜間呼吸困難，睡眠中の無呼吸の指摘が CSB の自他覚症状として報告されているが，CSB を疑う際に有用な特異的症状はない．	B

CQ 9-2　自他覚症状は客観的検査と比較して CSB の診断に有用ですか？　**FQ**

ステートメント	推奨の強さ（合意率）	エビデンスレベル
●CSB に特異的な自他覚症状がないため，客観的検査と比較して診断に有用とはいえない．したがって，診断の根拠とはしないことを推奨する．	1（100％）	A

CQ 9-3　CSB を疑う際に重要な併存症にはどのような病態がありますか？　**BQ**

ステートメント	エビデンスレベル
●CSB の重要な併存症として，心不全，心房細動，脳卒中がある．	A

■ 解説

　CSB は閉塞性睡眠時無呼吸と異なり日中傾眠傾向，いびきなどの自他覚症状は乏しい[1,2]．疲労感，夜間呼吸困難，睡眠中の無呼吸の指摘などの報告はあるもののいずれも非特異的であり，診断においてこれらの自他覚症状の有無はあまり重要ではなく，睡眠ポリグラフ検査（PSG）のような客観的検査が必要である[3~6]．

　CSB では，心不全，心房細動，脳卒中といった併存症を認めることが多く，心不全は CSB の重要な病因のひとつである[4,5,7~10]．心房細動は主に心不全を介して CSB を合併すると考えられているが[7]．一方，心不全患者における検討では心房細動の合併と CSB の存在に関連があり，心房細動と心不全の状態のいずれもが CSB と関連すると考えられている．脳卒中，特に脳幹部や両側大脳半球の脳梗塞の急性期では 20~25％ の症例で認めると報告されているが，併存している心不全が影響している可能性がある[8~10]．さらには，進行した腎不全でも CSB を認めることが，しばしば経験され，実際に報告もなされている．心不全と独立した機序である可能性も示されているが，腎不全による体液貯留に伴う肺うっ血が発生に関与するものと考えられる．

■ 文献

1) Midgren B, Mared L, Franklin KA, et al: Cheyne-Stokes respiration is not related to quality of life or sleepiness in heart failure. Clin Respir J 2010; **4**: 30-36.

2) Donovan LM, Kapur VK: Prevalence and characteristics of central compared to obstructive sleep apnea: analyses from the sleep heart health study cohort. Sleep 2016; **39**: 1353-1359.

3) Bitter T, Westerheide N, Hossain SM, et al: Symptoms of sleep apnoea in chronic heart failure--results from a prospective cohort study in 1,500 patients. Sleep Breath 2012; **16**: 781-791.

4) Naughton MT, Kee K: Sleep apnoea in heart failure: To treat or not to treat? Respirology 2017; **22**: 217-229.

5) Arzt M, Woehrle H, Oldenburg O, et al; SchlaHF Investigators: Prevalence and predictors of sleep-disordered breathing in patients with stable chronic heart failure: the schlaHF registry. JACC Heart Fail 2016; **4**: 116-125.

6) Berry RB, Budhiraja R, Gottlieb DJ, et al; American Academy of Sleep Medicine: Rules for scoring respiratory events in sleep: update of the 2007 AASM manual for the scoring of sleep and associated events. Deliberations of the sleep apnea definitions task force of the american academy of sleep medicine. J Clin Sleep Med 2012; **8**: 597-619.

7) Tomita Y, Kasai T, Kisaka T, et al: Altered breathing syndrome in heart failure: newer insights and treatment options. Curr Heart Fail Rep 2015; **12**: 158-165.

8) Bitter T, Langer C, Vogt J, et al: Sleep-disordered breathing in patients with atrial fibrillation and normal systolic left ventricular function. Dtsch Arztebl Int 2009; **106**: 164-170.

9) Bonnin-Vilaplana M, Arboix A, Parra O, et al: Sleep-related breathing disorders in acute lacunar stroke. J Neurol 2009; **256**: 2036-2042.

10) Nopmaneejumruslers C, Kaneko Y, Hajek V, et al: Cheyne-Stokes respiration in stroke: relationship to hypocapnia and occult cardiac dysfunction. Am J Respir Crit Care Med 2005; **171**: 1048-1052.

Ⅲ・SASの臨床症状と診断

CQ 10 OSA と日中の眠気の関係

CQ 10-1　OSA は日中の眠気の原因になりますか？ BQ

ステートメント	エビデンスレベル
●OSA は日中の眠気の原因になる.	B

CQ 10-2　OSA 患者の日中の眠気は治療によって改善しますか？ FQ

ステートメント	推奨の強さ（合意率）	エビデンスレベル
●OSA に起因する日中の眠気は適切な治療によって改善する. 適切な治療を行うことを推奨する.	1（100%）	B

■ 解説

OSA においては, 心血管系合併症とともに日中眠気が重要な症状であることが古くから知られており, 臨床現場において原因不明の日中眠気を主訴として受診する症例が多いことは確実である[1]. また, 慢性的な眠気を自覚する者の割合は OSA を有すると考えられる者のなかの20%を上回り, 睡眠中の呼吸障害を有さない人口に比べて明らかに高いことも報告されており[2,3], 自覚症状を指標とした一般人口疫学調査での両者の因果関係の確度も極めて高いと判断される. しかし, 過去のこの方面での研究デザインは多様で一致点が少なく, SAS 診断において authorize された device である終夜睡眠ポリグラフ（polysomnography：PSG）もしくは簡易診断装置を用い, しかも自覚症状ではなく, より客観的な他覚的眠気指標を用いた一般人口疫学調査を欠くという問題点があるため, その確度は十分とはいえない.

OSA における日中眠気発現については, 頻回な呼吸イベントに伴う中途覚醒の多発が睡眠の浅化・分断をもたらすことが原因として最有力視されており, この仮説は多数の夜間中途覚醒連続負荷実験の結果によっても支持されている[4]. しかしながら, OSA 罹病者では呼吸障害頻度の上昇につれて日中眠気有症状率が増加するか否か

という点については一定の見解が得られていない[5,6]. また, 日中眠気の存在を指標のひとつとして用いた OSA スクリーニング質問紙では本疾患検出の特異度は明らかに不十分であり, 本症状は夜間の自覚的な窒息感やあえぎに比べて SAS の予測指標としての確度が低いこともわかっている[7]. これらの現象の背景には, 一般人口における日中眠気の存在に, OSA よりも睡眠時間が短いことや抑うつ症状のほうが強く関連すること, さらにこれら以外に年齢, 性差, 肥満度, いびきの存在なども日中眠気と関連することがあげられる[8]. したがって, 日中眠気とOSA の関係性は否定されるものではないが, 眠気を生じうる他の要因を常に念頭に置くことの重要性が強調されるべきであろう.

他方, OSA の標準的な治療は本疾患による自覚的な眠気水準を低減しうる. 特に鼻腔持続気道陽圧（nasal continuous positive airway pressure：nasal CPAP）に関するメタ解析においては, 性, 年齢, 肥満度などの交絡を受けるものの, その実施により自覚症状スケールであるエプワース眠気尺度（Epworth Sleepiness Scale：ESS）の得点が低下することが確実視されており, 特に夜間CPAP 使用時間の延長につれて低下することもわかっている[9]. CPAP 使用による自覚的な眠気の改善傾向は, 臨床場面において CPAP 治療の対象となりやすい重症例

（apnea hypopnea index：AHI 30/hr 以上）だけでなく，軽症〜中等症例（AHI 5〜30/hr）を対象としたメタ解析などでも確認されている[6,10,11]．しかしながら，本治療による自覚的眠気の改善には，対象患者の本治療への期待効果が含まれるとの指摘がある[12]．また，他覚的な眠気指標として authorize されている覚醒維持検査（maintenance of wakefulness test：MWT）と反復睡眠潜時検査（multiple sleep latency test：MSLT）[13] に関するメタ解析においては，MWT では入眠潜時の延長（＝覚醒維持機能の改善）が確認されているのに対し，MSLT の入眠潜時（非刺激下での易入眠傾向）については有意水準の改善が得られていない[10,14]．

CPAP 使用中にも残遺する眠気については，欧米ならびに日本で覚醒促進薬モダフィニルが治療適応を取得している．しかしながらその効果の水準に関するデータは，本剤とプラセボによる 2〜3 の二重盲検比較試験の結果以外に存在しないため，CPAP 使用中の OSA 患者全体で本剤治療がどの程度の意義を有するかを論じることは，現時点では困難である．

口腔内装置（oral appliance：OA）についても，ESS を指標とした検討では，CPAP と同様治療後の眠気水準の低下が確認されている[15]．メタ解析結果では，CPAP と OA の間で ESS の改善度に明瞭な差異はみられないが，この原因には両者の比較研究の対象になった症例の呼吸障害頻度が比較的低い水準にあることが関与していると考えられている[14]．外科治療に関しては，気管切開術，radiofrequency ablation，maxillo-mandibular advancement の三手法について，呼吸障害頻度の有意な低減とともに自覚的な眠気の改善がメタ解析により確認されている[16~18]．しかし，手術適応から考えてこれらの治療が適用される症例にも偏りがあると考えられるので，結果の解釈には注意を要するだろう．

以上をまとめると，臨床人口においては本疾患と日中眠気は確実に関連を有すると考えられる．nasal CPAP をはじめとする標準的治療は，他覚的な眠気の改善は確実ではないものの，少なくとも自覚的な日中眠気は改善しうる．しかし，日中眠気の発現には睡眠時間をはじめとする諸要因が影響を及ぼすため，一般人口全体では，本疾患と日中眠気の因果関係を証明することは困難であり，本症状を指標として OSA を検出することは容易ではない．

■ 文献

1) Qaseem A, Dallas P, Owens DK, et al; Clinical Guidelines Committee of the American College of Physicians: Diagnosis of obstructive sleep apnea in adults: a clinical practice guideline from theAmerican College of Physicians. Ann Intern Med 2014; **161**: 210-220.

2) Young T, Peppard PE, Gottlieb DJ: Epidemiology of obstructive sleep apnea: a population health perspective. Am J Respir Crit Care Med 2002; **165**: 1217-1239.

3) Wright J, Johns R, Watt I, et al: Health effects of obstructive sleep apnoea and the effectiveness of continuous positive airways pressure: a systematic review of the research evidence. BMJ 1997; **314**: 851-860.

4) Bonnet MH, Arand DL: Clinical effects of sleep fragmentation versus sleep deprivation. Sleep Med Rev 2003; **7**: 297-310.

5) Gottlieb DJ, Whitney CW, Bonekat WH, et al: Relation of sleepiness to respiratory disturbance index: the sleep heart health study. Am J Respir Crit Care Med 1999; **159**: 502-507.

6) Myers KA, Mrkobrada M, Simel DL: Does this patient have obstructive sleep apnea?: The Rational Clinical Examination systematic review. JAMA 2013; **310**: 731-741.

7) Chowdhuri S, Quan SF, Almeida F, et al; ATS Ad Hoc Committee on Mild Obstructive Sleep Apnea: An official american thoracic society research statement: impact of mild obstructive sleep apnea in adults. Am J Respir Crit Care Med 2016; **193**: e37-e54.

8) Bixler EO, Vgontzas AN, Lin HM, et al: Excessive daytime sleepiness in a general population sample: the role of sleep apnea, age, obesity, diabetes, and depression. J Clin Endocrinol Metab 2005; **90**: 4510-4515.

9) Patel SR, White DP, Malhotra A, et al: Continuous positive airway pressure therapy for treating sleepiness in a diverse population with obstructive sleep apnea: results of a meta-analysis. Arch Intern Med 2003; **163**: 565-571.

10) Marshall NS, Barnes M, Travier N, et al: Continuous positive airway pressure reduces daytime sleepiness in mild to moderate obstructivesleep apnoea: a meta-analysis. Thorax 2006; **61**: 430-434.

11) McEvoy RD, Antic NA, Heeley E, et al; SAVE Investigators and Coordinators: CPAP for prevention of cardiovascular events in obstructive sleep apnea. N Engl J Med 2016; **375**: 919-931.

12) Crawford MR, Bartlett DJ, Coughlin SR, et al: The effect of continuous positive airway pressure usage on sleepiness in obstructive sleep apnoea: real effects or expectation of benefit? Thorax 2012; **67**: 920-924.

13) Littner MR, Kushida C, Wise M, et al; Standards of Practice Committee of the American Academy of Sleep Medicine: Practice parameters for clinical use of the multiple sleep latency test and the maintenance of wakefulness test. Sleep 2005; **28**: 113-121.

14) McDaid C, Durée KH, Griffin SC, et al: A systematic

Ⅲ・SASの臨床症状と診断

review of continuous positive airway pressure for obstructive sleep apnoea-hypopnoea syndrome. Sleep Med Rev 2009; **13**: 427-436.

15) Ferguson KA, Cartwright R, Rogers R, et al: Oral appliances for snoring and obstructive sleep apnea: a review. Sleep 2006; **29**: 244-262.

16) Camacho M, Teixeira J, Abdullatif J, et al: Maxillo-mandibular advancement and tracheostomy for morbidly obese obstructive sleep apnea: a systematic review and meta-analysis. Otolaryngol Head Neck Surg 2015;

152: 619-630.

17) Camacho M, Certal V, Brietzke SE, et al: Tracheostomy as treatment for adult obstructive sleep apnea: a systematic review and meta-analysis. Laryngoscope 2014; **124**: 803-811.

18) Veer V, Yang WY, Green R, et al: Long-term safety and efficacy of radiofrequency ablation in the treatment of sleep disordered breathing: a meta-analysis. Eur Arch Otorhinolaryngol 2014; **271**: 2863-2870.

CQ 11 質問紙

CQ 11-1 質問紙は SAS（OSA, CSA）の診断に有用ですか？ **FQ**

ステートメント	推奨の強さ（合意率）	エビデンスレベル
❶OSA の特徴的な症状や徴候を主観的に問う質問紙は多数あるが，診断精度は低く，質問紙で診断しないことを推奨する．	1（100%）	C
❷診断検査を行うかを決定するに際して，OSA 診断の確率を高めるために質問紙を使用することを提案する．	2（100%）	C
❸CSA を対象にした質問紙は今のところない．	推奨なし	—

■ 解説

SAS を診断できる検査としてゴールドスタンダードは終夜睡眠ポリグラフ（PSG）である．検査施設外睡眠検査（out-of-center sleep testing：OCST）を使用して，OSA は制限があるものの診断可能であるが，CSA の診断はできない．質問紙は多数存在するが，CSA を対象とした質問紙はなく，OSA に関しても単独での診断精度が低い，あるいはエビデンスがなく，質問紙の組み合わせを施行しても診断はできない．また，質問紙のみでスクリーニングは行ってはならない．ただし検査前確率を高め，診断検査を行うかどうかの補助として使用することは臨床的に有用である．

OSA を対象とした質問紙には，ベルリン質問紙，エプワース眠気尺度（Epworth Sleepiness Scale：ESS），STOP-BANG 質問紙，STOP 質問紙があり，また計測を含める形態計測モデル（Morphometric Model），多変量無呼吸予測質問票（Multivariable Apnea Prediction Questionnaire），臨床的予測モデル（Clinical Prediction Model）などがある．

ベルリン質問紙は 3 つのカテゴリーに分かれ，全部で 10 の質問があげられている．カテゴリー 1 はいびき，2 は眠気と事故，3 は高血圧の有無である．眠気を調査する ESS は，8 つの状況における眠気を 0 から 3 まで主観的に評価し，合計 11 点以上で眠気があると判定される．STOP-BANG 質問紙はベルリン質問紙と同様の 8 つの質問である．STOP は STOP-BANG のうち 4 つの質問であ

る．これらに関するメタ解析を 2 つの文献で行われている[1, 2]．

メタ解析で，PSG に対して比較すると，ベルリン質問紙は，OSA を AHI≧5 とすると感度 0.76（95%CI 0.72〜0.80），特異度 0.45（95%CI 0.34〜0.56）であった．さらに高リスクとして，中年の肥満男性を睡眠クリニックコホートを想定し，集団の有病率推定値を想定した．また，高リスク集団で有病率 87% と仮定すると，偽陰性が 1,000 人中 209 人と予想された（100 人以上であると陽性と判断される）．ESS では，OSA 診断を AHI≧5 と設定すると，感度 0.27〜0.72，特異度 0.50〜0.76 であり，精度は 51〜59% であった．偽陰性では高リスクでは 1,000 人中 244〜635 人と推定された（高リスクは 64% の推定）．STOP-BANG 質問紙では OSA を AHI≧5 とすると，感度は 0.93（95%CI 0.90〜0.95）と高いが特異度は 0.36（95%CI 0.29〜0.44）と低く，精度は 52〜53% であった．高リスク患者で 87% の有病率と仮定した場合，偽陰性の数は 1,000 人中 61 人と比較的少なかった．STOP 質問票では感度は AHI≧5 にすると 0.88（95%CI 0.77〜0.94），特異度は 0.33（95%CI 0.18〜0.52）と低値であった．高リスク集団で有病率を 87% と仮定した場合，1,000 人中 104 人であった．他の携帯計測モデルでは精度は解析できていない．どれに関しても対象者の選択，臨床アウトカムの検討に関しても研究は少なく，エビデンスとしては非常に弱い．質問紙の OSA 診断精度は低く，偽陰性が起こる可能性があり，患者にとって有害になる可能性がある．

質問紙のみではスクリーニングを行うことはできない

が，臨床的には診察前に質問紙から多数の情報が得られる．いびきや無呼吸の指摘のみではなく，日中の過度の眠気，睡眠時間，睡眠の分断化，頻回の夜間尿，起床時の頭痛，記銘力低下などの徴候，併存疾患の有無などの情報からも OSA の存在が強く疑われ，PSG などの検査を行うための重要な補助と考えられる．

■ 文献

1) Kapur VK, Auckley DH, Chowdhuri S, et al: Clinical practice guideline for diagnostic testing for adult obstructive sleep apnea: an american academy of sleep medicine clinical practice guideline. J Clin Sleep Med 2017; **13**: 479-504.

2) Jonas DE, Amick HR, Feltner C, et al: Screening for obstructive sleep apnea in adults evidence report and systematic review for the US preventive services task force. JAMA 2017; **317**: 415-433.

CQ 12　睡眠ポリグラフ検査(PSG)

CQ 12-1　PSG は SAS (OSA, CSA) の診断に有用ですか？　**FQ**

ステートメント	推奨の強さ (合意率)	エビデンス レベル
●OSA と CSA の確定診断には終夜睡眠ポリグラフ検査 (PSG) が標準であり，実施することを推奨する．	1 (100%)	B

■ 解説

　OSA と CSA を含む睡眠呼吸障害診断のゴールドスタンダードは PSG (polysomnography) とされている[1]．PSG は最低 7ch のモニターであり，脳波，眼電図，顎筋電図，心電図，気流，呼吸努力，酸素飽和度を含む[2]．PSG は終夜の記録であり，睡眠を判定できるため，総睡眠時間 (TST) が計測でき，無呼吸低呼吸指数 (AHI [無呼吸＋低呼吸数/TST]) を正確に算出できる．また，睡眠段階，覚醒反応，などから睡眠の分断化の程度を把握することができる．呼吸イベントとしては無呼吸，低呼吸，呼吸努力関連覚醒反応 (RERA)，チェーンストークス呼吸を伴う中枢性睡眠時無呼吸 (CSA-CSB)，低換気がある[3]．呼吸イベントの判定のためには，気流として温度センサーと鼻圧センサーを両方，胸腹部には呼吸インダクタンスプレチスモグラフ，酸素飽和度にはパルスオキシメータを装着しモニターする．温度センサーはかなり気流が低下した場合，呼吸停止の検出感度は高く，無呼吸の判定に，鼻圧センサーは少しでも気流の低下を検出する感度が高いため，低呼吸の判定に有用である[3]．呼吸努力は閉塞性，中枢性，混合性などの型を判定するために必要である．呼吸努力は呼吸インダクタンスプレチスモグラフなどを胸部と腹部にベルトを巻き，気流停止をしている間，呼吸努力が続いている場合は閉塞性，呼吸努力がまったくない場合は中枢性，前半は呼吸努力がなく，後半は呼吸努力が認められる場合は混合性と判定される．無呼吸はイベント前のベースラインから 90% 以上の気流の低下が 10 秒以上持続する場合で，低呼吸は 30% 以上の気流の低下が 10 秒以上持続し，3% の酸素飽和度の低下，あるいは覚醒反応を伴うものとされている[3]．RERA は 2 呼吸分以上の無呼吸，低呼吸の基準を満たさず，次の 4 つのうち

どれか (①呼吸努力の増加，②鼻圧波形で吸気部の平坦化，③いびき，④吸気終末の PCO_2 がイベント前の上昇) があり，睡眠から覚醒反応を生じた場合とされている．

a. OSAS と CSAS の診断

　睡眠障害国際分類第 3 版 (ICSD-3) では，OSAS の診断基準は，眠気などの症状や有意な併存疾患があることと，AHI が 5/hr 以上であること，CSAS の診断基準は，睡眠中の症状と，中枢性呼吸イベントが 5/hr 以上で，全体の呼吸イベントの 50% 以上，CSA-CSB がないこととされている[4]．CSA-CSB は特徴的であり，心疾患，心不全などでみられることが多い．診断基準としては，3 回以上連続する中枢性無呼吸や中枢性低呼吸が呼吸振幅の漸増・漸減の変化により区分され，その周期は 40 秒以上，また 2 時間以上のモニター記録で，睡眠 1 時間あたり 5 回以上の中枢性無呼吸や中枢性低呼吸が呼吸振幅の漸増・漸減変化を伴うことで判定される．PSG に比較して検査施設外睡眠検査 (OCST) では CSA は判定精度が悪く，CSAS の診断をすることは推奨されない．OSAS の診断に OCST が使用できる場合は CQ 15 を参照し，それ以外は PSG を施行することが推奨される[5]．OCST では睡眠時間が特定できない，RERA などが判定できないため，AHI が過小評価されることが多い．そのため陰性の結果であるが，OSAS の疑いが強い場合，PSG を施行することが推奨される．

　本邦では OCST のみで診断された場合，CPAP 治療を行うためには AHI≧40 でなければならない．PSG では AHI≧20 であれば CPAP 治療を行えるため，CPAP 治療を行うためには PSG を施行する必要がある．

■ 文献

1) Epstein LJ, Kristo D, Strollo PJ Jr, et al; Adult Obstruc-

tive Sleep Apnea Task Force of the American Academy of Sleep Medicine: Clinical guideline for the evaluation, management and long-term care of obstructive sleep apnea in adults. J Clin Sleep Med 2009; **5**: 263-276.

2）Kushida CA, Littner MR, Morgenthaler T, et al: Practice parameters for the indications for polysomnography and related procedures: an update for 2005. Sleep 2005; **28**: 499-521.

3）米国睡眠医学会（著），日本睡眠学会（監訳）：AASM による睡眠および随伴イベントの判定マニュアル，ルール，用語，技術仕様の詳細，Version 2.3，ライフ・サイエンス，東京，2017.

4）American Academy of Sleep Medicine (ed): International Classification of Sleep Disorders, 3rd Ed, American Academy of Sleep Medicine, Darien, 2014

5）Kapur VK, Auckley DH, Chowdhuri S, et al: Clinical practice guideline for diagnostic testing for adult obstructive sleep apnea: an American Academy of Sleep Medicine clinical practice guideline. J Clin Sleep Med 2017; **13**: 479-504.

CQ 13 呼吸イベント判定

CQ 13-1　PSG で判定される呼吸イベントにはどのような項目があるでしょうか？　BQ

ステートメント	エビデンスレベル
●PSG での呼吸イベント判定は米国睡眠医学会（AASM）のマニュアルに準じて行う．睡眠段階や覚醒反応ならびに呼吸イベントとして無呼吸，低呼吸，呼吸努力関連覚醒反応（RERA），CSB，低換気などを判定する．	A

■ 解説

a. PSG の判定方法

　PSG は経験ある医師，技師などにより「AASM による睡眠および随伴イベントの判定マニュアル」に準じて視察で判定される[1]．睡眠に関しては 30 秒のエポックごとに，睡眠段階（stage W, stage N1, stage N2, stage N3, stage R）ならびに覚醒反応（arousal）を判定する．呼吸イベントとしては無呼吸およびその型（閉塞性，中枢性，混合性），低呼吸，呼吸努力関連覚醒反応（RERA），チェーンストークス呼吸（CSB）を判定する．また，周期性四肢運動（PLM），心臓イベントなども判定する．判定結果として，総睡眠時間（TST），入眠潜時，睡眠後覚醒時間，睡眠効率，覚醒反応指数，無呼吸低呼吸指数（apnea hypopnea index：AHI），心拍数，PLM 指数などを算出する．

b. 呼吸イベントの種類と判定方法

　呼吸イベントの測定方法は鼻口の気流（サーミスタなどの温度センサーと鼻圧センサーの同時測定），呼吸努力（呼吸インダクタンスプレチスモグラフ：RIP などの胸部と腹部のベルトなど），パルスオキシメータによる酸素飽和度，マイクなどによるいびき音，イベントによって生じた覚醒反応などを用いて判定される．

　呼吸イベントは，無呼吸，低呼吸，RERA，CSB，低換気に分類されている．

　無呼吸は 10 秒以上持続する 90% 以上の気流低下であり，温度センサーで判定され，酸素飽和度の低下の有無は必須ではない．呼吸努力がイベント中にみられる場合

は閉塞性，まったくみられないものを中枢性と判定する．また，イベントが中枢性で始まり後半に閉塞性になるものを混合性と判定する．混合性は閉塞性イベントとして数える．

　低呼吸は 10 秒以上持続する 30% 以上の気流の低下であり，鼻圧トランスデューサで判定され，3% 以上の酸素飽和度低下あるいは覚醒反応を伴うものが推奨されており，本邦では主に使用されている．代替として，4% 以上の酸素飽和度低下のみを伴う基準があり，欧米ではこれが用いられている．低呼吸では閉塞性，中枢性を区別するときに，呼吸努力の増減の判定が難しいが，いびきの存在，口鼻圧トランスデューサ波形の吸気時の平坦化，胸腹部の奇異性運動のどれかが存在すれば閉塞性であり，どれもなければ中枢性と判定する．

　RERA は無呼吸，低呼吸の定義は満たさないが，10 秒以上持続する呼吸努力の増加や気流の平坦化などがみられ，覚醒反応とともに終了するものと定義されている．RERA は閉塞性イベントに加えられる．閉塞性機転が覚醒反応を起こし，眠気を生じる上気道抵抗症候群と呼ばれる病態を OSAS として判定するために用いられている．

　CSB は中枢性無呼吸や低呼吸に続き漸増漸減する呼吸を伴うものが 3 回以上繰り返す場合に判定される．その周期は 40 秒以上である．また，2 時間以上のモニターで 1 時間あたり 5 回以上の CSB が認められることとされている．

　低換気は動脈血 PCO_2（あるいは呼気あるいは経皮 CO_2）の値が 55 mmHg を超えて 10 分以上持続する．または覚醒時仰臥位に比較して睡眠中に 10 mmHg 以上上昇し，50 mmHg を超える値が 10 分以上持続する場合に

判定される.

　呼吸イベントの指標として，PSG の場合，指数の分母は総睡眠時間であり，睡眠 1 時間あたりの指数となる. また，総無呼吸数,(閉塞性，中枢性，混合性) 無呼吸数,総低呼吸数，無呼吸低呼吸指数 (AHI)，閉塞性無呼吸低呼吸指数 (OAHI)，中枢性無呼吸低呼吸指数 (CAHI)，呼吸努力関連覚醒反応 (RERA) 数，呼吸努力関連覚醒反応指数 (RERAI)，呼吸障害指数 (RDI，AHI＋RERAI)，酸素飽和度の低下数 (3% あるいは 4% 以上)，酸素飽和度低下指数 (ODI)，酸素飽和度 (平均値)，最低酸素飽和度，CSB 呼吸持続時間あるいは CSB 数などがある.

c. 呼吸イベントの判定

　診断における AHI は OSAS や CSAS，CSB などの診断には AHI は 5/hr 以上が基準となる[2]. OSA と CSA が存在した場合，50% 以上であったほうが OSAS あるいは CSAS と判定される. 無呼吸と低呼吸がイベントで同時に存在した場合，イベント全体は無呼吸として判定する. また，覚醒と判定されたエポック中では呼吸イベントは判定できないが，イベントが睡眠と判定されたエポックにまたがる場合は判定可能である. また，混合性無呼吸は閉塞性イベントとして判定される.

　呼吸イベントの判定基準 (特に低呼吸の基準) が異なった場合，施設間の AHI に差が出ることがありうる. 低呼吸が 4% 以上の酸素飽和度低下のみと，3% 以上の酸素飽和度低下あるいは覚醒反応を伴う場合とは低呼吸数がかなり変わると考えられ，4% 以上のみの場合の AHI は低くなると思われる. 欧米と本邦の文献では AHI 値の差を考慮しなければならない.

　イベントの判定は，鼻口の気流，呼吸努力，酸素飽和度，呼吸異常関連覚醒反応などを総合的に判定することが重要である. 低呼吸の測定法や判定基準が異なる場合，AHI に差が出ること認識しておく必要がある.

■ 文献

1) 米国睡眠医学会 (著)，日本睡眠学会 (監訳)：AASM による睡眠および随伴イベントの判定マニュアル，ルール，用語，技術仕様の詳細，Version 2.3，ライフ・サイエンス，東京，2017.

2) American Academy of Sleep Medicine (ed): International-al Classification of Sleep Disorders, 3rd Ed, American Academy of Sleep Medicine, Darien, 2014

CQ 14　アテンド PSG

CQ 14-1　アテンド PSG は非アテンド PSG に比較して SAS の診断に有用ですか？　FQ

ステートメント	推奨の強さ（合意率）	エビデンスレベル
●アテンド PSG は非アテンド PSG に比べ，適正な記録状態の維持，有害事象時の対応，各種睡眠障害との鑑別診断，および CPAP マニュアルタイトレーションの点では有用であり，診断や治療効果判定のために実施することを提案する．	2（100%）	B

■ 解説

a. アテンド（attended）PSG

OSA を含む睡眠呼吸障害の診断および治療効果判定のスタンダード検査は PSG である[1~3]．また，PSG のその他の適応は，睡眠時随伴症，周期性四肢運動障害，睡眠関連てんかん，ナルコレプシーなどの診断である[3]．記録は，脳波，眼電図，顎筋電図，心電図，気流，呼吸努力，酸素飽和度を含む最低 7ch である[3]．アンプなどの装置は，カメラやマイクロフォンが備えられた専用検査室に置き，映像や音声の記録も同時に行う．また，訓練された検者が記録（映像や音声も含む）を常時監視し施行される．このような施行法を称してアテンド PSG と呼び，ゴールドスタンダードであり Type 1 と位置づけられている[3]．

b. アテンド PSG の利点

1) 電極やセンサーの脱落，アーチファクトの混入があれば適宜介入し，適正な記録状態を維持することが可能である．データの記録状態を良好に保つことは，判定精度を高めることにもつながる．呼吸イベントの判定には，鼻圧センサーと温度センサーの 2 種類の気流信号と，胸部と腹部の両者に装着する呼吸インダクタンスプレチスモグラフから得られる呼吸努力と，酸素飽和度の低下の度合に加え，脳波，眼電図，顎筋電図から判定される覚醒反応の有無が基準に含まれる[4]．いずれかの信号が不良な場合は呼吸イベント判定の精度は低下する[5]．

2) 検査中に医療的な介入，処置，治療が必要なアクシデントは発生しうる[6]が，アテンドにより検者は患者の変化に速やかに対応することが可能である．事前に患者の既往歴，合併症，服薬歴を把握することはアクシデントを想定するために大切である．また，施設では PSG に対する安全管理マニュアルの保有が必要である．

3) 睡眠呼吸障害の診断目的で PSG を行ったとしても，その他の睡眠障害が併存することはある．アテンド PSG では，睡眠中の異常な行動や運動を映像や音声から検出し，その際の睡眠状態，脳波所見，呼吸状態などと照合することにより，睡眠時随伴症，周期性四肢運動障害，睡眠関連てんかんなどの診断が可能となる[7]．

4) 経鼻的持続気道陽圧（CPAP）装置の効果的な使用には，適正な圧力を気道に供給する必要がある．アテンド PSG 下で呼吸や睡眠の改善をリアルタイムに確認しながら圧の調整を行う手法がマニュアルタイトレーションである[8]．呼吸イベントが増悪する睡眠後半（朝方）のレム睡眠期で，かつ仰臥位においても，イベント（閉塞性無呼吸，閉塞性低呼吸，呼吸努力関連覚醒反応，いびき）が消失する圧力を適正圧として探索する．圧不足では，呼吸イベントが残存し，それらに伴う覚醒反応による睡眠の分断化を呈し，過剰圧では，中枢性無呼吸が発生しやすい不安定な呼吸状態に陥りやすく，また呼吸困難や中途覚醒を生じやすくなる．マニュアルタイトレーションは適正圧の検索に優れている．

c. アテンド PSG の欠点

PSG の検査費用は携帯用装置（portable monitor：PM）を用いた検査より高額である[9]．常時監視は夜勤業務であ

り，人件費が発生する．また，検査技術の専門性が高く
その教育とトレーニングには時間を要する．また，実施
できる医療機関は限定的であり十分な数があるとはいえ
ない．

d. 非アテンド（unattended）PSG

　検者による常時監視を行わない PSG のことを指し[1]，
AASM では Type 2 とし Type 1 と区別されている[3]．測
定項目はアテンド PSG と同じであり最低 7ch であるもの
の，携帯用（portable）の意味合いが含まれ，アンプは小
型化し，全体の測定可能なチャンネル数は Type 1 装置に
比べ少なくなる．AASM における適応は明確でないが，
患者の病状に緊急性を認め直ちに治療を開始する場合，
また身体不自由，病状不安定，遠隔地にて検査室への移
動が困難な場合に行われることがある[3]．

　2020 年度の診療報酬改定において PSG の安全精度管理
加算が新設された．適応される患者条件が定められてい
るものの，アテンド PSG に対する加算であり，診療報酬
上にて非アテンド PSG との差別化がなされた．

e. 非アテンド PSG の利点と欠点

　常時監視にかかわる労働力[10]と人件費の削減と，検者
に対する専門の技術教育やトレーニングが軽減される．
施行件数を増やし検査待機時間を短縮できるため，患者
の本検査機会が増える．しかし，専門の技術者による介
入が行えないことにより，不良データが増え判定精度が
低下する[11]可能性があること，検査中の患者の要望やア
クシデントへの速やかな対応が難しく，安全性の担保が
低くなることが考えられる．CPAP タイトレーションに
ついてはマニュアルタイトレーションが実施できずオー
ト CPAP を用いたタイトレーションを行うことが一般的
である．

■ 文献

1）Thorpy, M, Chesson A, Richard Ferber R, et al: Practice parameters for the use of portable recording in the assessment of obstructive sleep apnea. Sleep 1994; **17**: 372-377.

2）Practice parameters for the indications for polysomnography and related procedures. Polysomnography Task Force, American Sleep Disorders Association Standards of Practice Committee. Sleep 1997; **20**: 406-422.

3）Kushida CA, Michael R, Timothy Morgenthaler, et al: Practice parameters for the indications for polysomnography and related procedures: an update for 2005. Sleep 2005; **28**: 499-519.

4）Berry RB, Brooks R, Gamaldo CE, et al: The AASM Manual for the scoring of Sleep and Associated Events. Rules, Terminology and Technical Specifications Version 2.1. American Academy of Sleep Medicine, Darien, 2014.

5）Lloberes P, Montserrat JM, Ascaso A, et al: Comparison of partially attended night time respiratory recordings and full polysomnography in patients with suspected sleep apnoea/hypopnoea syndrome. Thorax 1996; **51**: 1043-1047.

6）Kolla BP, Lgenthaler T.am E, Olson E, et al: Patient safety incidents during overnight polysomnography: a five-year observational cohort study. J Clinical Sleep Med 2013; **9**: 1201-1205.

7）Collop NA, Anderson WM, Boehlecke B, et al; Portable Monitoring Task Force of the American Academy of Sleep Medicine: Clinical guidelines for the use of unattended portable monitors in the diagnosis of obstructive sleep apnea in adult patients. Portable Monitoring Task Force of the American Academy of Sleep Medicine. J Clin Sleep Med 2007; **3**: 737-747.

8）Kushida CA, Chediak A, Berry RB, et al; Positive Airway Pressure Titration Task Force; American Academy of Sleep Medicine: Clinical guidelines for the manual titration of positive airway pressure in patients with obstructivesleep apnea. J Clinical Sleep Med 2008; **4**: 157-171.

9）Corral J, Sánchez-Quiroga MÁ, Carmona-Bernal C, et al; Spanish Sleep Network: Conventional polysomnography is not necessary for the management of most patients with suspected obstruct sleep apnea. Noninferiority, randomized controlled trial. Am J Respir Crit Care Med 2017; **196**: 1181-1190.

10）Fischer J, Dogas Z, Bassetti CL, et al; Executive Committee (EC) of the Assembly of the National Sleep Societies (ANSS), Board of the European Sleep Research Society (ESRS), Regensburg, Germany: Standard procedures for adults in accredited sleep medicine centres in Europe. J Sleep Res 2012; **21**: 357-368.

11）Qaseem A, Dallas P, Owens DK, et al; Clinical Guidelines Committee of the American College of Physicians: Diagnosis of obstructive sleep apnea in adults: a clinical practice guideline from the American College of Physicians. Ann Intern Med 2014; **161**: 210-220.

CQ 15 portable monitor (簡易モニター)

CQ 15-1 portable monitor (簡易モニター) は OSA の診断に有用ですか？ FQ

ステートメント	推奨の強さ (合意率)	エビデンス レベル
●portable monitor (簡易モニター) は，明確な併存疾患がなく，かつ中等度から重症 OSA が疑われる場合，PSG の代替としての診断に用いることを提案する．	2 (100%)	A

CQ 15-2 portable monitor (簡易モニター) は CSA の診断に有用ですか？ FQ

ステートメント	推奨の強さ (合意率)	エビデンス レベル
●portable monitor (簡易モニター) は，PSG と比べ，測定項目数は少なく，CSA の判定精度が低いため，CSA の診断に使用しないことを推奨する．	1 (100%)	A

■ 解説

a. 簡易モニター (portable monitor：PM) の利点と弱点

portable monitor (PM) (携帯用モニター，簡易モニター) を用いる検査は PSG 検査とは異なり，在宅で行うことが多いため，AASM では検査施設外睡眠検査 (out-of-center sleep testing：OCST) と表記している[1]．PM は PSG 検査に比べていくつかの利点がある．在宅で施行でき，より普段の睡眠に近い状態で検査が可能である．患者自身が装着し，技師による監視 (アテンド) はなくてもよい．コストは下がり[2]，PSG 検査待ちの期間も減少する．

欠点としては，PM は睡眠を記録しないため睡眠時間が測定できない．AHI を計算するためには「無呼吸＋低呼吸数/総睡眠時間」ではなく総記録時間を分母とする．総記録時間は総睡眠時間よりも大きいため，AHI を過小評価し，偽陰性が増える可能性がある．また，1つの気流センサー，1本の胸腹呼吸ベルト，パルスオキシメー

タのみで無呼吸と低呼吸を判定するため，判定が難しくなる．また，睡眠を記録しないため覚醒反応が判定できず，低呼吸数が少なくなる．また，呼吸イベントのひとつである呼吸努力関連覚醒反応 (RERA) は覚醒反応が判定できないため，測定できない．これらの違いが AHI の分子である呼吸イベント総数は PSG に比べるとさらに低い値となるため過小評価され，偽陰性が多くなる可能性がある．そのため AASM では PM-AHI は，PSG での AHI と区別して REI (respiratory event index) と表記されている[検索期間外文献 a]．したがって PM-AHI が 5/hr 未満であっても，OSAS を除外することは推奨されない．

また，アテンドはなく，装着も患者自身で行うことから，データ不良が多くなる．機器の自動判定は精度が低いため，判定は PSG の判定に熟練した医師や技師が生データを通して用手的に行うことが推奨される．

b. PM の分類

AASM ではモニター装置を4種類に分類しており[3]，

表 1　SCOPER 分類

睡眠（S）	心臓血管（C）	オキシメトリー（O）	体位（P）	呼吸努力（E）	呼吸（R）
S1：3 誘導の EEG および EOG と顎 EMG を含む	C1：1 誘導以上 ECG で，イベントが得られる	O1：オキシメトリー（指または耳）で推奨されたサンプリング	P1：ビデオあるいは視察での体位判定	E1：2 本の RIP ベルト	R1：鼻圧と温度センサー
S2：3 誘導未満の EEG および EOG と顎 EMG を含むあるいは含まない	C2：末梢動脈圧測定	O1x：オキシメトリー（指または耳）で（判定マニュアルによる推奨されない場合，あるいは記録されていない	P2：視察での体位判定はなし	E2：1 本の RIP ベルト	R2：鼻圧
S3：睡眠の代替（例としてアクチグラフなど）	C3：標準心電図測定（1 誘導）			E3：呼吸努力（額対圧力（FVP）など）	R3：温度センサー
S4：他の睡眠計測	C4：心拍（オキシメトリーから）	O2：代替装着部位のオキシメトリー（額など）		E4：他の呼吸努力測定（ピエゾベルトを含む）	R4：呼気終末 CO_2（$ETCO_2$）
	C5：他の心臓測定	O3：他のオキシメトリー			R5：他の呼吸測定

PM 機器での分類横で 6 つの測定の有無と縦の方法の違いを選択し，例として O1E2R3 などと記載する．適切なオキシメトリーサンプリングは平均 3 秒，最低 10Hz のサンプリングレート（25Hz が望ましい）と定義されている．EEG の 3 誘導は前頭部，頭頂部，後頭部．RIP は呼吸インダクタンスプレスチモグラフである．
(Collop NA, et al: J Clin Sleep Med 2011; 7: 531-548 [1] より引用)

Type 1 は検査室で施行される標準的な終夜睡眠ポリグラフィ（PSG）である．Type 2～4 は基本的にはアテンドはせず，検査室外（多くは在宅）で施行される．近年機器の進化に伴い，PSG には含まれないアクチグラフや末梢動脈波（PAT）などの測定法が用いられているため，従来の分類ではなく，新たな SCOPER 分類が提唱されている [1]（表 1）．この分類は，睡眠（S），心血管（C），オキシメトリー（O），体位（P），呼吸努力（E）と呼吸（R）をそれぞれ選択する．たとえば，S3C4O1xP2R3 などと記載して区別される．しかし，機器の進歩が増えるたびに分類が複雑になるために比較研究では難しくなっている．

c. PM の評価

　一般コミュニティを対象とし，Type 3 モニターを用いて OSAS を診断し，20 年の経過を追った研究では中等症から重症のすべての原因での死亡，脳卒中，癌と癌死のリスクが高くなり [4]，また PSG に比較して Type 3 の PM による診断と治療においてアドヒアランス，眠気などの機能改善効果は同等であると報告されている [5]．PSG と type 3 を比較すると全体では感度 73%，特異度 77%，AHI が 5～30 では.感度 52%，特異度 76% であった．PM は AHI が高い場合は治療決定に適切である [6]．Type 4 である単独のパルスオキシメータで術前の OSAS のスクリーニングに有用であるとの報告はあるが [7]，Type 4 およびパルスオキシメータ単独での感度，特異度は低い

ため [8]，なるべく Type 3 を使用したほうがよい．欧米，特に米国では 2008 年に PM を使用した OSAS 診断がメディケアにより認可され，その後 PM を使用した在宅検査が急増している．AASM では PM を用いた睡眠検査を検査施設外睡眠検査（OCST）と表記している [1]．オーストラリアでも 2008 年 PM が在宅で施行できるようになって以来，2012 年までの期間に PSG は 20% の増加であるが，PM 検査は 63% の増加となっている [9]．

d. PM を用いた睡眠検査

　PM は他の有意な内科的併存症や他の睡眠障害の併存の疑いがなく，中等症から重症の OSAS が疑われる場合のみ診断検査として使用することができる [8]．中等症から重症の OSAS の疑いは，日中の眠気の存在および，以下の 2 つ以上：大きないびき，観察された無呼吸，夜間の喘ぎと窒息感，高血圧の存在，により判定される [10]．PSG の訓練を受けた，臨床医，技師が生データを目視で判定しなければならない．記録は一晩以上で記録時間は最低 4 時間であり，患者の通常の睡眠時間に施行しなければならない．

　PM 機器の選択としては最低，鼻圧センサー，胸腹部のインダクタンスプレチスモグラフベルト，オキシメトリーを含む，あるいはオキシメトリー，アクチグラフと PAT を含むことが推奨される [10]．

　PM はあくまで PSG よりも測定項目数は少なく，

OSAS の呼吸部分だけの判定しかできない．PSG-AHI と REI とは異なる意義を持っているが，REI 単独でのカットオフ値は設定されていない．したがって PM を使用する場合は，常に弱点を念頭に置いて診療に利用することが重要である．もし，診療上に問題が出た場合，PSG を施行することを考慮する必要がある．

e．PM と CSA 診断

　PSG は OSA を含む睡眠呼吸障害診断のゴールドスタンダードとされている[11]．CSA は呼吸努力の低下あるいは消失を判定するためにはセンサー数が少なく，精度が低いこと，さらに CSA の判定における PM と PSG を比較検討する文献はほとんどなく，エビデンスが低いため，CSA の診断に用いることは推奨されない．

■ 文献

1) Collop NA, Tracy SL, Kapur V, et al: Obstructive sleep apnea devices for out-of-center (OOC) testing: technology evaluation. J Clin Sleep Med 2011; 7: 531-548.
2) Masa JF, Corral J, Sanchez de Cos J, et al: Effectiveness of three sleep apnea management alternatives. Sleep 2013; 36: 1799-1807.
3) Collop NA, Anderson WM, Boehlecke B, et al; Portable Monitoring Task Force of the American Academy of Sleep Medicine: Clinical guidelines for the use of unattended portable monitors in the diagnosis of obstructive sleep apnea in adult patients. Portable Monitoring Task Force of the American Academy of Sleep Medicine. J Clin Sleep Med 2007; 3: 737-747.
4) Marshall NS, Wong KK, Cullen SR, et al: Sleep apnea and 20-year follow-up for all-cause mortality, stroke, and cancer incidence and mortality in the Busselton health study cohort. J Clin Sleep Med 2014; 10: 355-362.
5) Rosen CL, Auckley D, Benca R, et al: A multisite randomized trial of portable sleep studies and positive airway pressure autotitration versus laboratory-based polysomnography for the diagnosis and treatment of obstructive sleep apnea: the HomePAP study. Sleep 2012; 35: 757-767.
6) Masa JF, Corral J, Pereira R, et al; Spanish Sleep Network: Therapeutic decision-making for sleep apnea and hypopnea syndrome using home respiratory polygraphy: a large multicentric study. Am J Respir Crit Care Med 2011; 184: 964-971.
7) Gali B, Whalen FX Jr, Gay PC, et al: Management plan to reduce risks in perioperative care of patients with presumed obstructive sleep apnea syndrome. J Clin Sleep Med 2007; 3: 582-588.
8) Qaseem A, Dallas P, Owens DK, et al; Clinical Guidelines Committee of the American College of Physicians: Diagnosis of obstructive sleep apnea in adults: a clinical practice guideline from the American College of Physicians. Ann Intern Med 2014; 161: 210-220.
9) Woods CE, Usher KJ, Jersmann H, et al: Sleep disordered breathing and polysomnography in Australia: trends in provision from 2005 to 2012 and the impact of home-based diagnosis. J Clin Sleep Med 2014; 10: 767-772.
10) Kapur VK, Auckley DH, Chowdhuri S, et al: Clinical practice guideline for diagnostic testing for adult obstructive sleep apnea: an American Academy of Sleep Medicine clinical practice guideline. J Clin Sleep Med 2017; 13: 479-504.
11) Kushida CA, Littner MR, Morgenthaler T, et al: Practice parameters for the indications for polysomnography and related procedures: An update for 2005. Sleep 2005; 28: 499-521.

■検索期間外文献

a) Berry RB, Albertario CL, Harding SM, et al; The AASM Manual for the Scoring of Sleep and Associated Events, Rules, Terminology and Technical Specifications, Version 2.5, American Academy of Sleep Medicine, Darien, 2018.

Ⅲ・SASの臨床症状と診断

第 IV 章
SAS の治療・予後

A. OSA の治療総論

CQ 16 OSA の治療法・適応

CQ 16-1　OSA にはどのような治療法があるでしょうか？ BQ

ステートメント	エビデンスレベル
●CPAP 治療，OA 療法，減量，鼻・咽頭での気道開存（口蓋扁桃，アデノイド摘出など）手術などがある.	A

CQ 16-2　どのような OSA 患者に CPAP 治療を行うべきですか？ FQ

ステートメント	推奨の強さ（合意率）	エビデンスレベル
●CPAP 治療は OSA に有効であり，OSA による日中の眠気などの臨床症状が強い症例，および中～重症例では CPAP 治療が第一選択となり，行うことを推奨する.	1（100%）	A

CQ 16-3　どのような OSA 患者に OA 療法が有効ですか？ FQ

ステートメント	推奨の強さ（合意率）	エビデンスレベル
●CPAP 治療の適応とならない軽～中等症の症例，あるいは CPAP が使用できない症例で，行うことを提案する.	2（100%）	B

CQ 16-4　どのような OSA 患者に減量療法が有効ですか？ FQ

ステートメント	推奨の強さ（合意率）	エビデンスレベル
●肥満を伴う OSA 患者に対して減量療法を併用することを推奨する.	1（100%）	C

CQ 16-5 OSA 患者の治療に睡眠時の体位療法（positional therapy）は有効ですか？ FQ

ステートメント	推奨の強さ （合意率）	エビデンス レベル
●OSA 患者のうち，仰臥位でない体位（主に側臥位）で眠ることにより無呼吸が軽減される患者がいる．軽症の患者および CPAP 治療などの標準的な治療が困難な患者に対し，側臥位にて無呼吸が軽減されることを確認したうえで，患者に睡眠時の体位について指導することを提案する．	2 （100%）	D

CQ 16-6 どのような OSA 患者に耳鼻咽喉科的手術が有用ですか？ FQ

ステートメント	推奨の強さ （合意率）	エビデンス レベル
●CPAP，OA が使用できない症例で，耳鼻咽喉科的手術適応がある場合，手術による副作用を十分に説明したあとに，行うことを提案する．	2 （100%）	C

CQ 16-7 どのような OSA 患者に酸素療法が有用ですか？ FQ

ステートメント	推奨の強さ （合意率）	エビデンス レベル
●CPAP，OA が使用できない症例に酸素療法を行うことがある．	推奨なし	C

CQ 16-8 どのような OSA 患者に顎顔面形成術が有用ですか？ FQ

ステートメント	推奨の強さ （合意率）	エビデンス レベル
●CPAP，OA が使用できない症例で，顎顔面形成術の適応がある場合，手術による副作用を十分に説明したあとに，行うことを提案する．	2 （100%）	C

Ⅳ-A・OSA の治療総論

■ 解説

a. OSA の治療法・適応（適応についてはフローチャートを参照）

閉塞性睡眠時無呼吸・低呼吸は，吸気時の陰圧により咽頭が閉塞するために起こり，OSA の治療は何らかの方法で睡眠時に気道確保することである．CPAP 治療は陽圧によるもの，oral appliance（OA）療法は下顎を前方に移動することによるもの，手術は咽頭の構造を変えることによるものであり，そのほか減量による治療などがある．治療効果は，予後，心血管危険因子の減少，高血圧などの合併症への効果，quality of life（QOL），眠気などの自覚症状への効果，睡眠時検査の諸指標の改善などで判断される．内科的治療では根治的治療は難しく，長期的な管理となることを考慮する必要がある．

適切な治療により OSA による眠気は改善する CQ 10-2：推奨の強さ 1，エビデンスレベル B．

不眠を伴う OSA 例では，最初に睡眠薬は使用せず，OSA の治療を優先する CQ 32-1：エビデンスレベル C．睡眠薬の副作用として，重症例ではイベント数の増加，イベント時間の延長がある CQ 32-2．

b. CPAP 治療

CPAP 治療により，予後の改善をはじめとして，以下のとおり多くの関連する病態の改善が報告されている．

CPAP 治療により降圧効果がみられ，特に治療抵抗性高血圧での降圧効果が期待できる CQ 17-2：エビデンスレベル A．

糖代謝の改善についてのエビデンスは不十分である CQ 18-2：エビデンスレベル C．

脂質異常の改善もエビデンスは不十分である CQ 19-2：エビデンスレベル C．

CPAP 治療を行っても 3 ヵ月以内の治療期間では内臓脂肪は減少しない CQ 20-2：エビデンスレベル B．

QOL に関しては，一定の要素において改善が期待できる CQ 21-1：エビデンスレベル B．

心血管障害関連パラメーターは改善する報告が多い CQ 22-1：エビデンスレベル A．予後は，使用状況が保たれていれば改善する可能性がある CQ 22-2：エビデンスレベル B．

CPAP 治療の副作用については CQ 22-3 に述べられている．

また，CPAP の使用時間は OSA 患者の治療効果に影響があり CQ 29-1：エビデンスレベル B，4 時間以上毎夜の使用で日中の眠気の改善が報告されている CQ 29-2：エビデンスレベル B ほか，4 時間以上毎夜の使用で高血圧と心血管イベントの改善も報告されている CQ 29-3：エビデンスレベル A．

CPAP 治療により交通事故リスクは低下する CQ 35-2：エビデンスレベル B．

なお，CPAP 治療の中断により OSA が再発するため，CPAP 治療は継続する必要がある CQ 31-1：エビデンスレベル A．

アドヒアランス改善については，固定圧とオート CPAP の間には適切な圧設定がされていれば CPAP アドヒアランスに差はない CQ 30-1：エビデンスレベル C．圧リリーフ機能による CPAP アドヒアランスの改善効果は認められていない CQ 30-2：エビデンスレベル C．患者に最適なマスクを選択することで CPAP アドヒアランスが改善することがある CQ 30-3：エビデンスレベル C．鼻閉のある例などは加湿器や点鼻薬を使用することによりアドヒアランスが改善することがある CQ 30-4：エビデンスレベル C．支持介入，教育介入，行動療法なども CPAP アドヒアランスを向上させる CQ 30-5：エビデンスレベル C．

CPAP 治療と睡眠薬の併用に関しては，適正な設定下による CPAP 治療でも不眠がある場合には，CPAP アドヒアランス改善に有効なことが考えられ，使用が提案される CQ 32-3：推奨の強さ 2，エビデンスレベル C．

遠隔モニタリングは CPAP アドヒアランスの改善や医療費・医療者側の労力の軽減が期待できる CQ 36-1：エビデンスレベル C．

c. OA 療法

OA 使用により QOL は一定の要素において改善が期待でき CQ 23-1：エビデンスレベル B，一部の心血管疾患危険因子も改善する CQ 23-2：エビデンスレベル C．副作用については CQ 23-3 に述べられている．

OA は，CPAP に比べて効果は劣るものの，使用時間は長いとされる．また，OA の効果の確認と，定期的な追跡が必要である．いびきについても OA は有効であるが，保険適用はされていない．

d. 減量と生活指導

肥満患者には，OSA に関する標準的な治療を行ったうえで，減量指導も行うことで無呼吸が軽減する CQ 24-1：エビデンスレベル C．減量は QOL，心血管疾患危険因子を改善させる可能性がある CQ 24-2：エビデンスレベル D．CQ 24-3：エビデンスレベル C．

減量手術に関しては，BMI 35 kg/m^2 以上の肥満症で，高血圧・糖尿病・高脂血症または閉塞性睡眠時無呼吸症候群のうちひとつ以上を合併している患者に対し，6ヵ月以上の内科的治療を行っても十分な効果が得られない場合，腹腔鏡下スリーブ状胃切除術の保険適用となる．ただし，施設基準がある．減量手術には術式による効果の違い，手術後の体重の増加などその後の管理の問題なども存在する．肥満を伴う場合の減量指導のほかに，飲酒により OSA が悪化する可能性があり（CQ 3：解説参照），禁酒を指導する．

喫煙に関しては，1 日 20 本の喫煙と OSA の軽～中等症の予後と同等と考えられ，禁煙すべきと思われる[1]．喫煙は重症 OSA と関連し[2]，喫煙による上気道の炎症により悪化すると報告されている[3]が，否定する報告もある[検索期間外文献 a]．また，女性では心血管障害のリスクが増加するとする報告もある[検索期間外文献 b]．禁煙による OSA の改善の有無をみた報告は現在のところない．

e. 体位療法

睡眠中の体位が側臥位から仰臥位になった際に AHI が 2 倍になる OSA は，体位依存性 OSA（positional OSA）と呼ばれる．体位依存性 OSA 患者は，重症度が低く，若年，かつ BMI が低い患者が多く，睡眠中の体位により AHI が変わらない患者とは異なった特性がある．しかしながら，体位療法に用いるデバイスは標準化されていない．治療法として確立するためには，標準的なデバイスを用いた効果の検証が求められるが，日本の患者を対象としたエビデンスがないことからも，現時点では，補助的な治療法としての位置づけになる．軽症の患者および CPAP などの標準的な治療が困難な患者に対し，側臥位にて無呼吸が軽減されることを確認したうえで，患者に睡眠時の体位について指導する CQ 25-1：エビデンスレベル D．

f. 耳鼻咽喉科的手術

耳鼻咽喉科的手術により一定の要素において OSA 患者の QOL 改善が期待でき CQ 27-1：エビデンスレベル C，手術後には AHI が改善して，それによる心血管障害改善の可能性もある CQ 27-2：エビデンスレベル D．副作用については CQ 27-3 に述べられている．

CPAP，OA が使用不可能な症例で，AHI などの改善が期待される解剖学的異常などの手術適応がある病態が存在する場合，さらに手術による効果が手術による副作用を上回ると考えられる場合に，患者に副作用についても十分に説明したあとに行う．

g. 酸素療法

CPAP，OA が使用不可能な症例で，希望する場合には酸素療法が可能であるが，保険適用はされていない．ただし，慢性心不全の対象患者で医師の診断により，NYHA 心機能分類 III 度以上であると認められ，睡眠時のチェーンストークス呼吸がみられ，AHI が 20 以上であることが睡眠ポリグラフ上で確認されている症例では酸素療法が保険適用を受けている．

酸素療法により QOL が改善するという根拠は明確でない CQ 26-1：エビデンスレベル D．酸素療法が OSA 患者の夜間高血圧を改善するか否かは，賛否両論ある CQ 26-2：エビデンスレベル C．また，糖尿病を改善するという根拠は明確でない CQ 26-3：エビデンスレベル D．心血管疾患発症の抑制のために酸素療法が有用との根拠は乏しい CQ 26-4：エビデンスレベル C．副作用として無呼吸イベント持続時間を長くさせ，高二酸化炭素血症をきたすことがある CQ 26-5．

h. 顎顔面形成術

CPAP，OA が使用不可能な症例で，AHI などの改善，顔面の形態学的変化による QOL の改善などが期待される CQ 28-1：エビデンスレベル D．手術により AHI 改善による心血管疾患障害の改善の可能性もある CQ 28-2：エビデンスレベル D．副作用については CQ 28-3 に述べられている．

手術適応がある病態が存在する場合，さらに手術による効果が手術による副作用を上回ると考えられる場合に，患者に副作用についても十分に説明したあとに行う．

■ 文献

1) Yegneswaran B, Shapiro C: Which is the greater sin? Continuing to smoke or non-compliance with CPAP therapy? J Clin Sleep Med 2011; 7: 315-316.
2) Wetter DW, Young TB, Bidwell TR, et al: Smoking as a risk factor for sleep-disordered breathing. Arch Intern

IV-A・OSA の治療総論

Med 1994; **154**: 2219-2224.

3) Kim KS, Kim JH, Park SY, et al: Smoking induces oropharyngeal narrowing and increases the severity of obstructive sleep apnea syndrome. J Clin Sleep Med 2012; **8**: 367-374.

■検索期間外文献

a) Taveira KVM, Kuntze MM, Berretta F, et al: Association between obstructive sleep apnea and alcohol, caffeine and tobacco: A meta-analysis. J Oral Rehabil 2018; **45**: 890-902.

b) Donovan LM, Feemster LC, Billings ME, et al: Risk of cardiovascular disease related to smoking is greater among women with sleep-disordered breathing. J Clin Sleep Med 2018; **14**: 1929-1935.

※その他の文献については各 CQ を参照

第 IV 章
SAS の治療・予後

B. OSA の合併症と各種治療

CQ 17　OSAと高血圧

CQ 17-1　OSAは高血圧の原因となりますか？　BQ

ステートメント	エビデンスレベル
●OSAは二次性高血圧の主要な原因のひとつであり，特に治療抵抗性高血圧や夜間早朝高血圧ではOSAの合併に注意が必要である．	A

CQ 17-2　CPAP治療はOSA患者の高血圧を改善しますか？　BQ

ステートメント	エビデンスレベル
●CPAP治療によってOSA患者の血圧が低下し，減量や降圧薬に上乗せの降圧効果が期待できる．	A

■ 解説

a. OSAと高血圧の関係

　OSAと高血圧は互いに合併率が高く，OSA患者の約50%に高血圧が，高血圧患者の約30%にOSAの合併がみられる．正常血圧者1,889人における高血圧発症の有無を平均12.2年追跡したスペインからの報告では，非OSA群（AHI 2.6±1.3）と比較して，CPAP非適応OSA群（AHI 14.2±6.6），CPAP拒否群（AHI 37.1±16.3），CPAPアドヒアランス不良群（AHI 31.1±13.4）では，高血圧の発症リスクが有意に上昇し（それぞれ HR 1.33，1.96，1.78），CPAP治療群（AHI 41.2±19.9）では発症リスクが低下した（HR 0.71）．すなわち，OSAと高血圧は単なる併存症ではなく，OSAが高血圧の原因となること，CPAP治療によって高血圧発症が予防できる可能性を示している[1]．一方で，眠気のないOSA患者（AHI≧20）を対象としたRCTでは，もともと高血圧のない350人に関して，4年間の追跡でCPAP治療の有無によって高血圧発症リスクに差はみられなかったが，4hr/日以上の使用をしたサブグループで高血圧発症リスクを減少できる可能性が示されている[2]．これらの結果は，OSAのフェノタイプやCPAP治療のアドヒアランスが，高血圧発症のリスクやCPAP治療の有効性に影響を及ぼす可能性を示している．

b. OSAに伴う高血圧の特徴

　OSAが高血圧を引き起こす生理学的機序として，交感神経活性の亢進・血管内皮傷害・arterial stiffnessの亢進・RAA系の亢進などが考えられている．OSAに伴う高血圧はnon-dipping型の夜間・早朝高血圧を呈する場合が多いのが特徴である[3]．また，3剤以上のクラスの異なる降圧薬を用いても血圧が正常化しない治療抵抗性高血圧では約7割にOSAの合併がみられ，最も重要な二次性高血圧の原因といえる[4]．non-dipping型の高血圧や治療抵抗性高血圧は心血管イベントの重要な危険因子でもあり，これらの患者の診療においてはOSAの合併に特に留意する必要がある．

c. CPAP治療の降圧効果

　高血圧の治療は心血管疾患による死亡やQOLの低下を抑制するために重要であるが[5]，CPAPによってOSA患者の血圧が低下することが示されている．29のRCTを対象としたメタ解析では，CPAPによって収縮期血圧で2.6±0.6mmHg（95%CI 1.4〜3.7），拡張期血圧で

2.0±0.4 mmHg（95%CI 1.2〜3.8）と，軽度ではあるが有意に血圧が低下することが示され，24時間血圧計を使用した研究のみを対象とした場合でも，日中（収縮期血圧2.2±0.7，拡張期血圧1.9±0.6 mmHg），夜間（収縮期血圧3.8±0.8，拡張期血圧1.8±0.6 mmHg）ともに血圧の低下が認められている[6]．他のメタ解析においても同様の結果が得られており，OSAが高血圧の直接的な原因であることを示す証拠といえる[7]．CPAPの降圧効果がより期待できる因子として，ベースの血圧コントロールが不良，重症OSA，眠気が強い，CPAPの治療アドヒアランスが良好，などがあげられる[6, 8]．治療抵抗性高血圧を有するOSA患者を対象とした4つのRCTのメタ解析でも，収縮期血圧で6.7 mmHg（95%CI 3.5〜10.0），拡張期血圧で5.9 mmHg（95%CI 2.5〜9.4）の降圧効果が認められている[9]．

d. CPAP治療とその他の治療の併用による降圧

BMI 30以上の肥満を有する中等症以上のOSA患者181例において，CPAP，減量，CPAP＋減量の3群の治療効果を比較したRCTでは，CPAP治療アドヒアランスが良好な90例を対象にper-protocol解析を行ったところ，CPAP単独群あるいは減量単独群と比較して併用治療群で有意な収縮期血圧の低下が認められた（それぞれ−3.0 mmHg，−6.8 mmHg，−14.1 mmHg）[10]．この結果は，肥満を伴うOSA患者においては減量が基本的な治療戦略であると同時に，CPAPの併用によって上乗せの降圧効果が得られることを示している．

バルサルタンとCPAPを比較，あるいはロサルタンにCPAPを追加したRCTでは，CPAPの血圧降下作用はこれらの降圧薬の1/4〜1/2であるものの，いずれの試験でもCPAPをadd onすることで上乗せの降圧効果が認められている[11, 12]．降圧薬と比較するとCPAPの降圧効果はあくまで補助的な位置づけと考えるべきであるが，二次性高血圧の潜在的な原因を治療するという意味では本質的であり，上乗せの降圧効果も期待できる．前述のように治療抵抗性高血圧においては，3剤以上の降圧薬を使用した状況下でもCPAPによる降圧作用が認められており，合併の頻度だけでなく治療効果の点からも，治療抵抗性高血圧におけるOSAのスクリーニングは重要といえる．

■ 文献

1）Marin JM, Agusti A, Villar I, et al: Association between treated and untreated obstructive sleep apnea and risk of hypertension. JAMA 2012; **307**: 2169-2176.

2）Barbe F, Duran-Cantolla J, Sanchez-de-la-Torre M, et al: Effect of continuous positive airway pressure on the incidence of hypertension and cardiovascular events in nonsleepy patients with obstructive sleep apnea: a randomized controlled trial. JAMA 2012; **307**: 2161-2168.

3）Wolf J, Hering D, Narkiewicz K: Non-dipping pattern of hypertension and obstructive sleep apnea syndrome. Hypertens Res 2010; **33**: 867-871.

4）Pedrosa RP, Drager LF, Gonzaga CC, et al: Obstructive sleep apnea: the most common secondary cause of hypertension associated with resistant hypertension. Hypertension 2011; **58**: 811-817.

5）日本高血圧学会高血圧治療ガイドライン作成委員会（編）：高血圧治療ガイドライン2014，ライフサイエンス出版，東京，2014.

6）Fava C, Dorigoni S, Dalle Vedove F, et al: Effect of CPAP on blood pressure in patients with OSA/hypopnea a systematic review and meta-analysis. Chest 2014; **145**: 762-771.

7）Giles TL, Lasserson TJ, Smith BH, et al: Continuous positive airways pressure for obstructive sleep apnoea in adults. Cochrane Database Syst Rev 2006; CD001106.

8）Bratton DJ, Stradling JR, Barbe F, et al: Effect of CPAP on blood pressure in patients with minimally symptomatic obstructive sleep apnoea: a meta-analysis using individual patient data from four randomised controlled trials. Thorax 2014; **69**: 1128-1135.

9）Iftikhar IH, Valentine CW, Bittencourt LR, et al: Effects of continuous positive airway pressure on blood pressure in patients with resistant hypertension and obstructive sleep apnea: a meta-analysis. J Hypertens 2014; **32**: 2341-2350.

10）Chirinos JA, Gurubhagavatula I, Teff K, et al: CPAP, weight loss, or both for obstructive sleep apnea. N Engl J Med 2014; **370**: 2265-2275.

11）Pepin JL, Tamisier R, Barone-Rochette G, et al: Comparison of continuous positive airway pressure and valsartan in hypertensive patients with sleep apnea. Am J Respir Crit Care Med 2010; **182**: 954-960.

12）Thunstrom E, Manhem K, Rosengren A, et al: Blood pressure response to losartan and continuous positive airway pressure in hypertension and obstructive sleep apnea. Am J Respir Crit Care Med 2016; **193**: 310-320.

CQ 18 OSA と糖尿病

CQ 18-1　OSA は 2 型糖尿病発症の危険因子となりますか？　**BQ**

ステートメント	エビデンスレベル
●OSA は 2 型糖尿病発症の独立した危険因子となる可能性が高い.	B

CQ 18-2　CPAP 治療は OSA 患者の血糖コントロールを改善しますか？　**BQ**

ステートメント	エビデンスレベル
●CPAP 治療で糖代謝の改善が得られることを示すエビデンスは不十分である.	C

■ 解説

a. 2 型糖尿病患者における OSA の有病率

OSA と 2 型糖尿病は肥満や加齢という共通の危険因子を有しており, 相互に合併する率が高い. 糖尿病外来患者を対象とした英国の研究では, 2 型糖尿病患者における OSA（AHI≧5）の有病率は 65％であり, 26％に中等症（AHI≧15）以上の OSA が認められている[1]. 米国からの報告でも, AHI≧5 の OSA が 77％, 中等症以上の OSA が 38％で認められている[2].

b. OSA とインスリン抵抗性

多くの疫学研究や臨床研究の横断的解析において, OSA がインスリン抵抗性の危険因子となることが示唆されているが, 内臓脂肪などの交絡因子の影響が否定できず, 直接の因果関係を証明するエビデンスとしては不十分である[3]. ただし, 非肥満の若年健常男性に限定した（すなわちその他の交絡因子を排除した）ケースコントロール研究でも, OSA とインスリン抵抗性に関連が認められており, OSA が年齢や肥満とは独立してインスリン抵抗性を助長する可能性が高い[4]. 非糖尿病男性患者を対象とした 11 年間のコホート研究でも, AHI と ODI がインスリン抵抗性の独立した危険因子であることが示され

ている[5]. OSA がインスリン抵抗性を惹起するメカニズムとして, 交感神経活性や酸化ストレスの亢進, 全身性炎症などの関与が考えられているが, まだ十分に解明されていない.

c. OSA と 2 型糖尿病発症リスク

前述のコホート研究において, OSA 患者（4％ODI≧5）の 2 型糖尿病発症リスクは, 交絡因子調整後も上昇しており, OSA が 2 型糖尿病発症の独立した危険因子となる可能性がある[5]. 8,678 人を対象とした大規模な後ろ向きコホートにおいても, OSA は 2 型糖尿病発症の独立したリスクであった（AHI＞30 で HR 1.31, 95％CI 1.07～1.61）[6]. 6 つの前向き研究を対象としたメタ解析でも, 中等症～重症の OSA が 2 型糖尿病の発症リスクを上昇させることが報告されている（RR 1.63, 95％CI 1.09～2.45）[7]. OSA とインスリン抵抗性の関連も含めて考えると, OSA は肥満とは独立した 2 型糖尿病の発症リスクである可能性が高いと思われる. ただし, OSA や糖尿病の診断基準が各研究で一致しておらず, 内臓脂肪などの交絡因子に影響されている可能性もあるため, さらなる検討が必要である. OSA に伴う間欠的低酸素が糖尿病合併症, 特に末梢神経障害や眼症の発症リスクとなる可能性も示されている[1].

d. 糖代謝異常に対する CPAP の効果

インスリン抵抗性（あるいはインスリン感受性）をアウトカムとする RCT をみた場合，インスリン抵抗性の改善が得られた試験と[8~11]，得られなかった試験が混在しており[12~16]，インスリン抵抗性の改善については一貫した CPAP の治療効果は認められていない．この点は OSA がインスリン抵抗性の原因となるという前記の内容と矛盾するようであるが，治療反応性が他の因子（肥満や食事運動習慣）により強く規定されている可能性や，CPAP 治療の期間やアドヒアランス・患者背景などによって結果に差が生じている可能性が考えられる．

境界型糖尿病あるいは糖尿病を有する OSA 患者において，CPAP が血糖コントロールに及ぼす治療効果も明確ではない．厳密な治療アドヒアランスや比較的長期（6 ヵ月）の治療期間を設定することによって，インスリン抵抗性や血糖コントロールの改善を示した RCT が最近になって報告されたが[8,11]，これらの指標が改善しなかった RCT の結果も報告されている[10,16,17]．ここでもやはり，OSA の重症度・体重や生活習慣の変化・治療アドヒアランスなどによって結果に差が出ていると考えられ，少なくとも CPAP 単独で他の因子による影響を凌駕するほどの臨床的効果が期待できるとは言いがたい．

■ 文献

1) Tahrani AA, Ali A, Raymond NT, et al: Obstructive sleep apnea and diabetic neuropathy: a novel association in patients with type 2 diabetes. Am J Respir Crit Care Med 2012; **186**: 434-441.

2) Aronsohn RS, Whitmore H, Van Cauter E, et al: Impact of untreated obstructive sleep apnea on glucose control in type 2 diabetes. Am J Respir Crit Care Med 2010; **181**: 507-513.

3) Punjabi NM, Shahar E, Redline S, et al: Sleep-disordered breathing, glucose intolerance, and insulin resistance: the Sleep Heart Health Study. Am J Epidemiol 2004; **160**: 521-530.

4) Pamidi S, Wroblewski K, Broussard J, et al: Obstructive sleep apnea in young lean men: impact on insulin sensitivity and secretion. Diabetes Care 2012; **35**: 2384-2389.

5) Lindberg E, Theorell-Haglow J, Svensson M, et al: Sleep apnea and glucose metabolism: a long-term follow-up in a community-based sample. Chest 2012; **142**: 935-942.

6) Kendzerska T, Gershon AS, Hawker G, et al: Obstructive sleep apnea and incident diabetes. A historical cohort study. Am J Respir Crit Care Med 2014; **190**: 218-225.

7) Wang X, Bi Y, Zhang Q, et al: Obstructive sleep apnoea and the risk of type 2 diabetes: a meta-analysis of prospective cohort studies. Respirology 2013; **18**: 140-146.

8) Martinez-Ceron E, Barquiel B, Bezos AM, et al: Effect of CPAP on glycemic control in patients with obstructive sleep apnea and type 2 diabetes. A randomized clinical trial. Am J Respir Crit Care Med 2016; **194**: 478-485.

9) Lam JC, Lam B, Yao TJ, et al: A randomised controlled trial of nasal continuous positive airway pressure on insulin sensitivity in obstructive sleep apnoea. Eur Respir J 2010; **35**: 138-145.

10) Weinstock TG, Wang X, Rueschman M, et al: A controlled trial of CPAP therapy on metabolic control in individuals with impaired glucose tolerance and sleep apnea. Sleep 2012; **35**: 617-625B.

11) Pamidi S, Wroblewski K, Stepien M, et al: Eight hours of nightly continuous positive airway pressure treatment of obstructive sleep apnea improves glucose metabolism in patients with prediabetes. A randomized controlled trial. Am J Respir Crit Care Med 2015; **192**: 96-105.

12) Coughlin SR, Mawdsley L, Mugarza JA, et al: Cardiovascular and metabolic effects of CPAP in obese males with OSA. Eur Respir J 2007; **29**: 720-727.

13) Kritikou I, Basta M, Vgontzas AN, et al: Sleep apnoea, sleepiness, inflammation and insulin resistance in middle-aged males and females. Eur Respir J 2014; **43**: 145-155.

14) Chirinos JA, Gurubhagavatula I, Teff K, et al: CPAP, weight loss, or both for obstructive sleep apnea. N Engl J Med 2014; **370**: 2265-2275.

15) Hoyos CM, Killick R, Yee BJ, et al: Cardiometabolic changes after continuous positive airway pressure for obstructive sleep apnoea: a randomised sham-controlled study. Thorax 2012; **67**: 1081-1089.

16) West SD, Nicoll DJ, Wallace TM, et al: Effect of CPAP on insulin resistance and HbA1c in men with obstructive sleep apnoea and type 2 diabetes. Thorax 2007; **62**: 969-974.

17) Shaw JE, Punjabi NM, Naughton MT, et al: The effect of treatment of obstructive sleep apnea on glycemic control in type 2 diabetes. Am J Respir Crit Care Med 2016; **194**: 486-492.

CQ 19　OSA と脂質異常症

CQ 19-1　OSA は脂質異常の危険因子となりますか？　**BQ**

ステートメント	エビデンスレベル
●OSA が脂質異常の独立した危険因子であることを示すエビデンスは不十分である.	C

CQ 19-2　CPAP 治療は OSA 患者の脂質異常を改善しますか？　**BQ**

ステートメント	エビデンスレベル
●CPAP 治療で脂質異常の改善が得られることを示すエビデンスは不十分である.	C

■ 解説

a. OSA と脂質異常

　動物実験では間欠的低酸素への曝露により肝臓での脂質産生が誘導され，脂質異常が引き起こされることが示されており，OSA が引き起こす脂質異常が動脈硬化や心血管疾患の一因となる可能性が指摘されている[1]. 大規模な疫学研究である Sleep Heart Health Study をはじめとして，OSA と脂質異常に年齢・BMI と独立した関連が示されたものがあり[2]，横断的研究のメタ解析でも OSA と脂質異常の関連が示唆されている[3]. しかしながら，これらの研究の多くは脂質を主要アウトカムとして行われたものではなく，腹部内臓脂肪などの交絡因子の影響も考慮されていない. 横断的研究という性質からも，OSA と脂質異常の直接的な因果関係を示すものではない.

b. CPAP 治療の脂質への影響

　CPAP 治療による脂質の変化を検討した研究の結果は，下記のように一貫していない. 糖代謝と同様に，肥満や生活習慣がより強い危険因子として働いている可能性や，治療期間・治療アドヒアランス・患者背景などが結果に影響を及ぼしている可能性が考えられる. 総体としてCPAP 治療により脂質異常が改善する，すなわち OSA が直接的な脂質異常の原因となっていることを示すエビデ

ンスは不十分である.

①CPAP 治療によって脂質の改善が認められた研究

　未治療 OSA 患者 220 名（平均年齢 49 歳，BMI 36，4%ODI 35）を対象とした RCT では，1 ヵ月の CPAP 治療によって総コレステロール値が 10.8 mg/dL 低下した[4]. ただし，コントロール群（−2.7 mg/dL）と有意差はなく，さらに採血時間が空腹時に限定されていないという問題点がある.

　中等症・重症 OSA 患者 29 人（平均年齢 49 歳，BMI 32，AHI 41）を対象としたクロスオーバー比較試験では，2 ヵ月の CPAP 治療によって食後の TG 上昇が抑制され，空腹時の総コレステロール値と HDL 値の低下が認められた[5].

②CPAP 治療によって脂質の改善が認められなかった研究

　男性 OSA 患者 34 人（平均年齢 49 歳，BMI 36，RDI 40）を対象としたクロスオーバー比較試験では，6 週の CPAP 治療によって血清脂質に変化はみられず，CPAP のアドヒアランスが良好な患者に限定したサブ解析でも同様の結果であった[6].

　OSA 患者 41 名（平均年齢 63 歳，BMI 33，AHI 41）を対象としたクロスオーバー比較試験では，2 週間の CPAP

治療で総コレステロール，HDL，LDL 値に変化はなく，TG 値は CPAP 治療群で有意に上昇した [7]．

391 人の自覚症状の乏しい OSA 患者（平均年齢 58 歳，BMI 32，4％ODI 10）を対象とした 2012 年の RCT では，6 ヵ月の CPAP 治療で総コレステロール値に有意な変化はみられなかった [8]．

BMI 30 以上の肥満を有する中等症以上の OSA 患者 181 例（平均年齢 49 歳，BMI 39，AHI 40〜47）について，CPAP 治療単独 vs. 減量療法単独 vs. CPAP・減量併用療法の 6 ヵ月間の治療効果を比較した RCT では，脂質異常の改善がみられたのは減量を行った群のみであり，CPAP 治療単独群では TG，LDL，HDL 値の有意な変化は認められなかった [9]．

中等症〜重症の OSA 患者 613 人を対象とした前向きコホート研究では，propensity score で調整後に CPAP 治療アドヒアランスが良好な 199 人と CPAP 非使用者 118 人で比較を行い，CPAP 治療 2 年後の総コレステロール，LDL，HDL，TG 値のいずれも両群で変化量に差を認めなかった [10]．

■ 文献

1) Adedayo AM, Olafiranye O, Smith D, et al: Obstructive sleep apnea and dyslipidemia: evidence and underlying mechanism. Sleep Breath 2014; **18**: 13-18.

2) Newman AB, Nieto FJ, Guidry U, et al: Relation of sleep-disordered breathing to cardiovascular disease risk factors: the Sleep Heart Health Study. Am J Epidemiol 2001; **154**: 50-59.

3) Nadeem R, Singh M, Nida M, et al: Effect of obstructive sleep apnea hypopnea syndrome on lipid profile: a meta-regression analysis. J Clin Sleep Med 2014; **10**: 475-489.

4) Robinson GV, Pepperell JC, Segal HC, et al: Circulating cardiovascular risk factors in obstructive sleep apnoea: data from randomised controlled trials. Thorax 2004; **59**: 777-782.

5) Phillips CL, Yee BJ, Marshall NS, et al: Continuous positive airway pressure reduces postprandial lipidemia in obstructive sleep apnea: a randomized, placebo-controlled crossover trial. Am J Respir Crit Care Med 2011; **184**: 355-361.

6) Coughlin SR, Mawdsley L, Mugarza JA, et al: Cardiovascular and metabolic effects of CPAP in obese males with OSA. Eur Respir J 2007; **29**: 720-727.

7) Kohler M, Stoewhas AC, Ayers L, et al: Effects of continuous positive airway pressure therapy withdrawal in patients with obstructive sleep apnea: a randomized controlled trial. Am J Respir Crit Care Med 2011; **184**: 1192-1199.

8) Craig SE, Kohler M, Nicoll D, et al: Continuous positive airway pressure improves sleepiness but not calculated vascular risk in patients with minimally symptomatic obstructive sleep apnoea: the MOSAIC randomised controlled trial. Thorax 2012; **67**: 1090-1096.

9) Chirinos JA, Gurubhagavatula I, Teff K, et al: CPAP, weight loss, or both for obstructive sleep apnea. N Engl J Med 2014; **370**: 2265-2275.

10) Keenan BT, Maislin G, Sunwoo BY, et al: Obstructive sleep apnoea treatment and fasting lipids: a comparative effectiveness study. Eur Respir J 2014; **44**: 405-414.

CQ 20　OSA と内臓脂肪

CQ 20-1　内臓脂肪型肥満は OSA の危険因子となりますか？　BQ

ステートメント	エビデンスレベル
●内臓脂肪型肥満は OSA の重要な要因である.	A

CQ 20-2　CPAP 治療は OSA 患者の内臓脂肪量を減少させますか？　BQ

ステートメント	エビデンスレベル
●3 ヵ月以内の CPAP 治療で OSA 患者の内臓脂肪量は減少しない.	B

■ 解説

a. OSA と内臓肥満

　肥満は OSA の重要な危険因子であるが，特に内臓脂肪型肥満（腹部肥満）は OSA のリスクを上昇させる[1,2]．皮下脂肪型肥満よりも内臓脂肪型肥満が OSA と関連が強い理由としては，①腹部肥満においては同時に上気道周囲にも脂肪蓄積を生じていることが多く，解剖学的に上気道が狭くなりやすい[3]，②腹部肥満によって二次的に生じる肺容量の減少が上気道の縦方向の牽引力を低下させ，上気道が虚脱しやすくなる[4]，③機能的残気量の低下によって無呼吸低呼吸時に低酸素血症を生じやすくなる，などがあげられる．OSA に対する腹部肥満の影響は，男性のほうが強い[5,6]．

　内臓肥満に由来するメタボリック症候群と OSA は相互に高頻度に合併する．本邦の調査では，男性の中等症 OSA の約半数はメタボリック症候群に該当し，逆に男性のメタボリック症候群の半数弱に中等症以上の OSA の合併がみられる[7~9]．OSA と内臓肥満は，ともに全身性炎症や交感神経活動亢進を介して高血圧やインスリン抵抗性を惹起し，心血管疾患のリスクを相加的に上昇させる[10]．

b. 内臓肥満に対する OSA の治療の効果

　ランダム化比較試験において CPAP 治療による内臓脂肪の減少効果は認められていない[5,11~13]．むしろ，CPAP 後の数ヵ月間において体重は増加しやすくなっていることが，ランダム化試験のメタ解析で示されている[14]．また，CPAP 治療単独ではメタボリック症候群が改善しないことも，複数のランダム化比較試験で示されている[11,15,16]．

■ 文献

1) Shinohara E, Kihara S, Yamashita S, et al: Visceral fat accumulation as an important risk factor for obstructive sleep apnoea syndrome in obese subjects. J Intern Med 1997; **241**: 11-18.

2) Vgontzas AN, Papanicolaou DA, Bixler EO, et al: Sleep apnea and daytime sleepiness and fatigue: relation to visceral obesity, insulin resistance, and hypercytokinemia. J Clin Endocrinol Metab 2000; **85**: 1151-1158.

3) Yang L, Samarasinghe YP, Kane P, et al: Visceral adiposity is closely correlated with neck circumference and represents a significant indicator of insulin resistance in WHO grade III obesity. Clin Endocrinol (Oxf) 2010; **73**: 197-200.

4) Hoffstein V, Zamel N, Phillipson EA: Lung volume dependence of pharyngeal cross-sectional area in patients with obstructive sleep apnea. Am Rev Respir Dis 1984; **130**: 175-178.

5) Kritikou I, Basta M, Tappouni R, et al: Sleep apnoea and visceral adiposity in middle-aged male and female subjects. Eur Respir J 2013; **41**: 601-609.

6) Harada Y, Oga T, Chihara Y, et al: Differences in associ-

ations between visceral fat accumulation and obstructive sleep apnea by sex. Ann Am Thorac Soc 2014; **11**: 383-391.

7) Sasanabe R, Banno K, Otake K, et al: Metabolic syndrome in Japanese patients with obstructive sleep apnea syndrome. Hypertens Res 2006; **29**: 315-322.

8) Akahoshi T, Uematsu A, Akashiba T, et al: Obstructive sleep apnoea is associated with risk factors comprising the metabolic syndrome. Respirology 2010; **15**: 1122-1126.

9) Chin K, Oga T, Takahashi K, et al: Associations between obstructive sleep apnea, metabolic syndrome, and sleep duration, as measured with an actigraph, in an urban male working population in Japan. Sleep 2010; **33**: 89-95.

10) Arnardottir ES, Mackiewicz M, Gislason T, et al: Molecular signatures of obstructive sleep apnea in adults: a review and perspective. Sleep 2009; **32**: 447-470.

11) Coughlin SR, Mawdsley L, Mugarza JA, et al: Cardiovascular and metabolic effects of CPAP in obese males with OSA. Eur Respir J 2007; **29**: 720-727.

12) Hoyos CM, Killick R, Yee BJ, et al: Cardiometabolic changes after continuous positive airway pressure for obstructive sleep apnoea: a randomised sham-controlled study. Thorax 2012; **67**: 1081-1089.

13) Sivam S, Phillips CL, Trenell MI, et al: Effects of 8 weeks of continuous positive airway pressure on abdominal adiposity in obstructive sleep apnoea. Eur Respir J 2012; **40**: 913-918.

14) Drager LF, Brunoni AR, Jenner R, et al: Effects of CPAP on body weight in patients with obstructive sleep apnoea: a meta-analysis of randomised trials. Thorax 2015; **70**: 258-264.

15) Dorkova Z, Petrasova D, Molcanyiova A, et al: Effects of continuous positive airway pressure on cardiovascular risk profile in patients with severe obstructive sleep apnea and metabolic syndrome. Chest 2008; **134**: 686-692.

16) Hoyos CM, Sullivan DR, Liu PY: Effect of CPAP on the metabolic syndrome: a randomised sham-controlled study. Thorax 2013; **68**: 588-589.

IV-B ・ OSAの合併症と各種治療

CQ 21　OSA と QOL

CQ 21-1　CPAP 治療は OSA 患者の QOL を改善しますか？　**BQ**

ステートメント	エビデンスレベル
●CPAP 治療によって OSA 患者の QOL は一定の側面において改善することが期待できる.	B

■ 解説

OSA 患者は主に日中の眠気症状に起因して生活の質（quality of life：QOL）が低下しうると考えられる. 睡眠中に生じる頻回の呼吸イベントとそれに随伴する覚醒反応のために睡眠の質が低下し, 眠気という観点のみならず, 集中力低下, 注意力散漫といった点でも QOL の低下につながる. 夜間のいびきは生活をともにするものの生活に影響を及ぼし, 家族関係を通じて患者本人の QOL 低下の遠因ともなりうるが, こういったことをエビデンスとして示すことは困難である.

QOL はそもそも包括的かつ多面的な指標であり, 睡眠の質それ自体も含まれているため, OSA のみで QOL が低下しているのかを判断するのは難しい. OSA を CPAP により治療したときに, 主観的な眠気が改善するという点に関してはコンセンサスが得られているといえる[1]が, CPAP 装着による煩わしさを QOL の低下と捉えれば, 眠気改善による QOL 改善を相殺してしまうかもしれない.

QOL の指標としてはゴールドスタンダードといえる SF-36（the 36-Item Short Form Health Survey）が用いられた研究論文が多数報告されている. SF-36 は 8 つの下位尺度から成り, 身体的な因子と精神的な因子に大別されている. 2017 年に報告されたシステマティックレビュー 2 報[2,3]によれば, 身体的因子については CPAP 療法がコントロールに比べて有意に QOL を改善させると結論しており, 精神的因子については 1 報[2]では同様に有意に改善するとし, 他報[3]では有意な差はみられなかったとしている. 過去の同様のメタ解析[4~6]でも SF-36 で評価した QOL は CPAP で改善するとしているが, これらは他の QOL 指標が混ざっていたり, SF-36 の一部の下位指標のみを扱っていたりするといった問題がある.

一方で精神的な因子という観点では, 不安や抑うつの指標を評価した研究論文も多数報告されているが, 2 つのメタ解析[4,5]でいずれも, CPAP は不安や抑うつを改善しうると結論しているが, 用いられている指標が様々であることや, もともと抑うつ傾向の強い人を対象にすると効果が高い傾向も報告されており, 一般化するのには抵抗がある. また, こういった精神面における主観的評価は治療介入を受け, 医療スタッフと接触すること自体がよい影響を与えがちであることにも注意が必要である.

SF-36 以外の QOL 指標としては, 睡眠の質に特化した SAQLI（the Sleep Apnea Quality of Life Index）や FOSQ（the Functional Outcomes of Sleep Questionnaire）がある. これらを組み合わせたメタ解析[3]によれば, CPAP 療法はコントロールに比べて有意に QOL を改善するとされ, この結果は ESS で示される主観的眠気の有無にも影響を受けないとされている. 眠気を改善するという点のみならず, 睡眠に対する印象を改善しうることを示唆しているといえる.

QOL の改善をエビデンスに基づいて論じる場合, 何を指標とするかにより結論が変わってしまうため解釈は難しいが, 睡眠に対する評価としても眠気だけでは説明できない QOL の改善も期待でき, 睡眠とは無関係に日中の身体的パフォーマンスを向上させることも, 不安や抑うつ気分といった精神面の悪影響を払拭することも期待できる.

CPAP 療法を行う患者すべてに期待できる効果とはいえないが, CPAP 療法が QOL 改善と表現できる効果をもたらす集団は確実にあり, メタ解析によるエビデンスに基づく中程度の確信をもって, 提案できる治療であると考える.

■ 文献

1） Bratton DJ, Gaisl T, Schlatzer C, et al: Comparison of the effects of continuous positive airway pressure and mandibular advancement devices on sleepiness in patients with obstructive sleep apnoea: a network meta-analysis. Lancet Respir Med 2015; **3**: 869-878.

2） Kuhn E, Schwarz EI, Bratton DJ, et al: Effects of CPAP and mandibular advancement devices on health-related quality of life in OSA: a systematic review and meta-analysis. Chest 2017; **151**: 786-794.

3） Jonas DE, Amick HR, Feltner C, et al: Screening for obstructive sleep apnea in adults: evidence report and systematic review for the US preventive services task force. JAMA 2017; **317**: 415-433.

4） Gupta MA, Simpson FC, Lyons DC: The effect of treating obstructive sleep apnea with positive airway pressure on depression and other subjective symptoms: A systematic review and meta-analysis. Sleep Med Rev 2016; **28**: 55-68.

5） Povitz M, Bolo CE, Heitman SJ, et al: Effect of treatment of obstructive sleep apnea on depressive symptoms: systematic review and meta-analysis. PLoS Med 2014; **11**: e1001762.

6） Jing J, Huang T, Cui W, et al: Effect on quality of life of continuous positive airway pressure in patients with obstructive sleep apnea syndrome: a meta-analysis. Lung. 2008; **186**: 131-144.

Ⅳ
-B ● OSAの合併症と各種治療

CQ22　OSA の CPAP 治療

CQ 22-1　CPAP 治療は OSA 患者の心血管障害関連パラメーターを改善しますか？　BQ

ステートメント	エビデンスレベル
●CPAP 治療は OSA の心血管障害関連パラメーターを改善する.	A

CQ 22-2　CPAP 治療は OSA 患者の予後を改善しますか？　BQ

ステートメント	エビデンスレベル
●CPAP 治療は使用状況が保たれていれば OSA の予後を改善する（心血管イベントを抑制する）可能性がある.	B

CQ 22-3　CPAP 治療にはどのような副作用がありますか？　BQ

ステートメント	エビデンスレベル
●インターフェースによる違和感，鼻咽頭の乾燥症状，皮膚や目の違和感などがある.	－

■ 解説

　OSA は呼吸イベントの間に胸腔内が繰り返し高度の陰圧になること，低酸素・高二酸化炭素を繰り返すことや頻回な中途覚醒などによって交感神経活性亢進をきたすこと，一過性低酸素と再酸素化による酸化ストレスと炎症反応の亢進で血管内皮機能障害・動脈硬化の進展をきたすことなどを介して心血管障害をきたす[1~5]. 短期の動脈硬化指標をみた研究や観察研究で重症の OSA 患者では動脈硬化指標が亢進しており[1~5]，致死的・非致死的心血管疾患発症リスクが高いものの[6]，OSA への治療を受けた場合は動脈硬化指標などの心血管障害関連パラメーターの改善や心血管疾患リスクが軽減する可能性が示されている[1~6]. また，最近の報告で，非高血圧の OSA 患者に対して CPAP による OSA 治療をする群としない群に無作為に分け追跡したところ，主要評価項目では両群間に有意差はないものの，事後解析では CPAP 治療群のなかで使用状況が良好であった患者では高血圧の新規発症含む心血管イベントが有意に低下したことが示されている[7]. 心血管疾患を有する OSA 患者における CPAP 治療の有効性は観察研究で有効性があると報告されているが，冠動脈疾患もしくは脳血管障害の既往のある OSA 患者において CPAP 治療と無治療の間の予後を比較する SAVE 試験では，主要評価項目で有意差は認めなかった[8]. しかしながら，CPAP 使用状況の良好な症例に限ってマッチさせた 2 群の比較では脳血管障害の発生に関して CPAP 治療による効果があった. また，冠動脈疾患に対して冠インターベンションか冠動脈バイパス術を施行されてい

る OSA 患者において，CPAP 治療と無治療の間の予後を比較する RICCADSA 試験でも，主要評価項目では有意差は認めなかったものの，CPAP の使用状況が良好なことは予後の改善と有意な関連を認めた[9]．OSA に対する CPAP に関しての副次作用は，インターフェースによる違和感，鼻咽頭の乾燥，皮膚や目の違和感などであり軽微なものである[10]．

■ 文献

1) Floras JS: Obstructive sleep apnea syndrome, continuous positive airway pressure and treatment of hypertension. Eur J Pharmacol 2015; **763**: 28-37.

2) Schwarz EI, Puhan MA, Schlatzer C, et al: Effect of CPAP therapy on endothelial function in obstructive sleep apnoea: A systematic review and meta-analysis. Respirology 2015; **20**: 889-895.

3) Sánchez-de-la-Torre M, Campos-Rodriguez F, Barbé F: Obstructive sleep apnoea and cardiovascular disease. Lancet Respir Med 2013; **1**: 61-72.

4) Baguet JP, Barone-Rochette G, Tamisier R, et al: Mechanisms of cardiac dysfunction in obstructive sleep apnea. Nat Rev Cardiol 2012; **9**: 679-688.

5) Kasai T, Bradley TD: Obstructive sleep apnea and heart failure: pathophysiologic and therapeutic implications. J Am Coll Cardiol 2011; **57**: 119-127.

6) Marin JM, Carrizo SJ, Vicente E, et al: Long-term cardiovascular outcomes in men with obstructive sleep apnoea-hypopnoea with or without treatment with continuous positive airway pressure: an observational study. Lancet 2005; **365**: 1046-1053.

7) Barbé F, Durán-Cantolla J, Sánchez-de-la-Torre M, et al; Spanish Sleep And Breathing Network: Effect of continuous positive airway pressure on the incidence of hypertension and cardiovascular events in nonsleepy patients with obstructive sleep apnea: a randomized controlled trial. JAMA 2012; **307**: 2161-2168.

8) McEvoy RD, Antic NA, Heeley E, et al; SAVE Investigators and Coordinators: CPAP for prevention of cardiovascular events in obstructive sleep apnea. N Engl J Med 2016; **375**: 919-931.

9) Peker Y, Glantz H, Eulenburg C, et al: Effect of positive airway pressure on cardiovascular outcomes in coronary artery disease patients with nonsleepy obstructive sleep apnea. The RICCADSA Randomized Controlled Trial. Am J Respir Crit Care Med 2016; **194**: 613-620.

10) Jonas DE, Amick HR, Feltner C, et al: Screening for obstructive sleep apnea in adults: evidence report and systematic review for the US preventive services task force. JAMA 2017; **317**: 415-433.

CQ 23　OSA の OA 療法

CQ 23-1　OA 療法は OSA 患者の QOL を改善しますか？　**BQ**

ステートメント	エビデンスレベル
●OA 療法によって OSA 患者の QOL は一定の側面において改善することが期待できる.	B

CQ 23-2　OA 療法は OSA 患者の心血管疾患危険因子を改善しますか？　**BQ**

ステートメント	エビデンスレベル
●OA 療法によって OSA 患者の一部の心血管疾患危険因子を改善する.	C

CQ 23-3　OA 療法にはどのような副作用がありますか？　**BQ**

ステートメント	エビデンスレベル
●OA 使用に伴う短期的副作用には，唾液過多（または減少），歯や歯肉の疼痛や違和感，起床時の咬合異常，筋や顎関節の違和感などがあり，これらの症状は一般に時間経過とともに消失する. 長期的副作用には，歯の移動とそれに伴う咬合異常があり，これらの変化は不可逆的である.	―

■ 解説

a. OA と QOL の関係

oral appliance（OA）は，mandibular advancement device と呼ばれる下顎前方移動型と tongue retaining device と呼ばれる舌前方維持型に大別され，一般に前者を意味し，本 CQ においては前者について言及する.

OA によって，SF-36 を指標に評価した OSA 患者の健康関連 QOL は改善する. 2015 年までの 23 編の RCT を用いたネットワークメタ解析によれば，OA は inactive control に比較し，SF-36 における精神的側面の QOL サマリースコアで 2.4 ポイント（95％CI 0.0〜4.9，$p = 0.053$），身体的側面の QOL サマリースコアで 1.5 ポイント（95％CI −0.2〜3.2，$p = 0.076$）の改善した[1]. 一方，CPAP は inactive control に対し，精神的側面の QOL サマリースコアと身体的側面の QOL サマリースコアをそれぞれ 1.7 ポイント（95％CI 0.1〜3.2，$p = 0.036$），1.7 ポイント（95％CI 0.5〜2.9，$p = 0.005$）改善した. さらに，CPAP と OA の比較では，精神的側面の QOL サマリースコアで −0.8 ポイント（95％CI −3.4〜1.9，$p = 0.57$），身体的側面の QOL サマリースコアで 0.2 ポイント（95％CI −1.7〜2.1，$p = 0.84$）の差がみられ，統計学的な

有意差は認められなかった．通常，OA は比較的軽症の OSA 患者に対して用いられるため，OSA 患者の治療前の重症度が OA と CPAP の治療効果に影響を与えている可能性も考えられる．しかし，初診時の OSA 患者の重症度や眠気の程度は，これら2つの治療法で同程度であった．以上を総合的に考えると，OA は inactive control に比較し，CPAP と同等に QOL を改善する．他のメタ解析においても同様の結果が得られている[2~6]．

b. OA 治療と心血管疾患

OSA 患者の心血管リスク関連バイオマーカー（NT-proBNP，炎症マーカー，酸化ストレスパラメーターなど），さらには血管内皮機能や動脈硬化に対し，OA が及ぼす影響をみた RCT は極めて少なく，このため現状ではメタ解析を行うことが困難な状況にある[7~11]．

一方で，OA 治療によって，OSA 患者の血圧は低下する．CPAP，OA，コントロールの降圧効果を比較検討した2015年8月までの RCT 51編を用いたネットワークメタ解析によれば，OA 治療によっての平均収縮期血圧で 2.1 mmHg（95%CI 0.8～3.4 mmHg），拡張期血圧で 1.9 mmHg（95%CI 0.5～3.2 mmHg）と軽度ではあるが有意に血圧が低下する[12]．OSA に対する降圧効果が知られている CPAP と比較した場合のこの OA の降圧効果の差は，収縮期血圧で −0.5 mmHg（95%CI −2.0～1.0 mmHg），拡張期血圧で −0.2 mmHg（95%CI −1.6～1.3 mmHg）であり，有意差は認められなかった．さらに 2017年のネットワークメタ解析では，24時間血圧計により，日中（収縮期血圧 2.2±0.7，拡張期血圧 1.9±0.6 mmHg），夜間（収縮期血圧 3.8±0.8，拡張期血圧 1.8±0.6 mmHg）ともに血圧の低下が確認されている[13]．

ところで RCT ではないものの，OSA の心血管死をエンドポイントに設定した観察研究では，CPAP または OA を処方した562名の重症 OSA（うち治療脱落者212名）を，208名の非 OSA をコントロールとして79ヵ月（中央値）の転帰を比較調査した．その結果，OA は CPAP と同等に心血管死を減少させ［ハザード比 1.08（95%CI 0.55～1.74，p=0.71）］，累積心血管死数は，治療脱落群において OA 群（p=0.047）または CPAP 群（p<0.001）よりも有意に多かった[14]．

以上より，OA は長期的にみて心血管疾患の発症とそれによる死亡率を減らす効果が期待されるが，現時点では心血管リスク関連バイオマーカーに加え，心拍数，心拍変動などをエンドポイントにした報告が不足し，より方法論的に質の高い長期的研究が待たれる．

c. OA の副作用 [検索期間外文献 a]

OA は OSA 患者に比較的受容されやすい治療法であるが，短期的，長期的な副作用を伴う．最も多い短期的副作用として，唾液過多または唾液減少，歯や歯肉の疼痛や違和感，起床時の咬合異常，筋や顎関節の違和感などがあげられる．これらの症状は一般に一時的なものであり，時間経過とともに消失することが多い．一方，長期的副作用としては，歯の移動とそれに伴う咬合異常があげられる．特に，上顎前歯の舌側傾斜，下顎前歯の唇側傾斜が生じる結果，オーバーバイト（前歯の垂直的被蓋）とオーバージェット（前歯の水平的被蓋）は減少し，これは術者，患者ともに気づきやすい形態的な変化である．OA の長期使用による歯の変化の程度は，使用期間と下顎前方移動量に大きく依存し，11年間の OA 使用により，オーバーバイトは 1.9 mm，オーバージェットは 2.3 mm 減少したという報告もある．さらに，上顎臼歯は遠心傾斜，下顎臼歯は近心傾斜する．以上によって生じる歯の変化は緊密な咬合状態を崩し，一度このような変化が生じると自然に元の状態に戻ることはない．

OA 使用が副作用を伴うことは避けられないが，副作用を優る OSA への良好な効果を考えると，代替となる治療を選択しない状態で OA 使用中止を安易に推奨すべきではない．一方で歯科医師は，副作用が不可逆化しない範囲で短期的に繰り返されているだけなのか，不可逆化し何らかの自覚的症状が発症する過程にあるのかを見極める診断能力が求められる．また，OA 使用開始にあたり，特に，長期的な副作用に対する具体的内容の説明とインフォームドコンセントは不可欠である．

■ 文献

1) Kuhn E, Schwarz EI, Bratton DJ, et al: Effects of CPAP and mandibular advancement devices on health-related quality of life in OSA: a systematic review and meta-analysis. Chest 2017; **151**: 786-794.
2) Jonas DE, Amick HR, Feltner C, et al: Screening for obstructive sleep apnea in adults: evidence report and systematic review for the US preventive services task force. JAMA 2017; **317**: 415-433.
3) Bratton DJ, Gaisl T, Schlatzer C, et al: Comparison of the effects of continuous positive airway pressure and mandibular advancement devices on sleepiness in patients with obstructive sleep apnoea: a network meta-analysis. Lancet Respir Med 2015; **3**: 869-878.

4) Sharples LD, Clutterbuck-James AL, Glover MJ, et al: Meta-analysis of randomised controlled trials of oral mandibular advancement devices and continuous positive airway pressure for obstructive sleep apnoea-hypopnoea. Sleep Med Rev 2016; **27**: 108-124.

5) Giles TL, Lasserson TJ, Smith BH, et al: Continuous positive airways pressure for obstructive sleep apnoea in adults. Cochrane Database Syst Rev 2006; (1): CD001106.

6) Ferguson KA, Cartwright R, Rogers R, et al: Oral appliances for snoring and obstructive sleep apnea: a review. Sleep 2006; **29**: 244-262.

7) Jonas DE, Amick HR, Feltner C, et al: Screening for obstructive sleep apnea in adults: evidence report and systematic review for the US preventive services task force. JAMA 2017; **317**: 415-433.

8) Bratton DJ, Gaisl T, Wons AM, et al; CPAP vs mandibular advancement devices and blood pressure in patients with obstructive sleep apnea: a systematic review and meta-analysis. JAMA 2015; **314**: 2280-2293.

9) Sharples L, Glover M, Clutterbuck-James A, et al: Clinical effectiveness and cost-effectiveness results from the randomised controlled trial of oral mandibular advancement devices for obstructive sleep apnoea-hypopnoea (TOMADO) and long-term economic analysis of oral devices and continuous positive airway pressure. Health Technol Assess 2014; **18**: 1-296.

10) Qaseem A, Holty JE, Owens DK, et al; Clinical guidelines committee of the american college of physicians: management of obstructive sleep apnea in adults: a clinical practice guideline from the American College of Physicians. Ann Intern Med 2013; **159**: 471-483.

11) Medical advisory secretariat: Oral appliances for obstructive sleep apnea: an evidence-based analysis. Ont Health Technol Assess Ser 2009; **9**: 1-51.

12) Bratton DJ, Gaisl T, Wons AM, et al: CPAP vs mandibular advancement devices and blood pressure in patients with obstructive sleep apnea: a systematic review and Meta-analysis. JAMA 2015; **314**: 2280-2293.

13) Liu T, Li W, Zhou H, et al: Verifying the relative efficacy between continuous positive airway pressure therapy and its alternatives for obstructive sleep apnea: a network meta-analysis. Front Neurol 201; **8**: 289.

14) Anandam A, Patil M, Akinnusi M, et al: Cardiovascular mortality in obstructive sleep apnoea treated with continuous positive airway pressure or oral appliance: an observational study. Respirology 2013; **18**: 1184-1190.

■検索期間外文献

a) Hamoda MM, Kohzuka Y, Almeida FR: Oral appliances for the management of OSA: an updated review of the literature. Chest 2018; **153**: 544-553.

CQ 24 OSA の減量療法

CQ 24-1　減量療法は OSA 患者の無呼吸を改善しますか？　BQ

ステートメント	エビデンスレベル
●減量療法は OSA 患者の無呼吸を軽減させる.	C

CQ 24-2　減量療法は OSA 患者の QOL を改善しますか？　BQ

ステートメント	エビデンスレベル
●減量療法は OSA 患者の QOL を改善させる可能性がある.	D

CQ 24-3　減量療法は OSA 患者の心血管疾患危険因子を改善しますか？　BQ

ステートメント	エビデンスレベル
●減量により，肥満の OSA 患者の高血圧，糖尿病，脂質異常症などの心血管疾患危険因子を改善させる可能性がある.	C

■ 解説

　肥満は，OSA において最も重要なリスク要因のひとつであり，改善可能な要因である．体重減少は，上気道の構造的な負担を和らげることにより気道の閉塞を軽減させ，無呼吸を軽減させる.

　OSA 患者の減量療法については，ランダム化比較試験（randomized controlled trial：RCT）を含む多くの介入研究が行われており，それらの結果を統合したメタ解析も実施されている．いずれのメタ解析の結果も，一貫して体重減少に伴い AHI が改善することを示している[1~4]. Thomasouli らは，6 つの RCT を統合した解析の結果，AHI の改善は 4.6 であったと報告している[2]．一方，Mitchell らは，介入の結果，有意に体重減少がみられた

RCT のみを統合した解析を行っており，AHI の改善は 16.1 であった[4]．この 2 つの報告はいずれも RCT に限定したメタ解析であるが，減量療法の効果の推定としての AHI の改善度合いに大きな違いがある．減量療法による体重減少の推定値は，それぞれ 5.6 kg，13.8 kg であり，体重減少の大きさが AHI 改善の大きさと関連している可能性がある．いずれの研究も統合された研究の異質性が大きく[2,4]，結果の解釈に注意を要する.

　減量療法には，食事療法と運動療法の 2 つの柱がある．OSA 患者の減量効果を検証した研究においても，このどちらかあるいは両方のアプローチがとられている.

　多くの介入研究で用いられている食事療法は，介入初期に食事を液体補助食品に置き換える構造的な食事療法である[5~10]．この液体補助食品は，減量の際に不足しが

ちな必須アミノ酸，ビタミンやミネラルを十分に含む一方で，エネルギー源になる糖質，脂質を必要最小限にした調整食である．液体補助食品後の食事の構成は，National Cholesterol Education Program（NCEP）の推奨に従っている研究[5]，全摂取カロリーの30％以下に脂肪を抑える研究[6,9]など様々である．日本では液体補助食品を用いた減量は一般的な減量法として認知されていないこと，これらの研究対象患者のベースラインの体重の平均が100kgを超えており，日本の患者特性と合致しないことから，日本のOSA患者に液体補助食品を用いた食事療法が適しているかどうかは未知である．現時点では，通常の肥満患者を対象とした減量療法を実施することが推奨される．

運動療法には有酸素持久運動と筋力型レジスタンス運動を用いる方法がある．通常，高血圧などの生活習慣病の予防や治療のための運動は有酸素持久運動が有効とされている．一方，OSAにおける運動療法は，これらを併用している介入研究が多い[8,11]．有酸素持久運動とレジスタンス運動を併用した運動療法により，体重の減少がなくてもAHIに改善がみられることが報告されている[11]．これは，レジスタンス運動により呼吸器筋が鍛えられ，肺気量が増加したためと考えられ，レジスタンス運動は減量を介さずにOSAの改善に寄与している可能性がある．このことより，OSA患者に対する運動療法は，有酸素持久運動だけでなく，筋力型レジスタンス運動を併用することが推奨される．

食事，運動といった生活習慣への介入による減量療法は，AHIの改善に有効であることが多くの研究で示されている．しかしながら，生活習慣への介入のみで体重の10％以上の減量を達成することは難しく，AHIが治療の目標値まで改善するほどの効果は見込めない[12]．また，減量療法によりOSA患者の症状である日中の眠気やQOLに改善がみられたという報告はある[9,11,13]が，十分な検証はなされていない．そのため，減量療法は単独の治療法としては認められない．

OSA患者に対する減量が，高血圧，糖尿病，脂質異常などの心血管疾患危険因子を改善するという一貫したエビデンスは得られていない[5,8,14]が，OSAに合併する高血圧，糖尿病，脂質異常の改善に有効であることは明らかであり，肥満患者においては各ガイドラインにおいても生活習慣の是正により適正な体重を維持することが推奨されている[15～17]．肥満を合併したOSA患者においても，減量によりこれらの心血管疾患危険因子が改善し，心血管疾患の発症を予防できる可能性がある．

食事，運動などの生活習慣改善による減量療法は，CPAP治療などの標準的な治療の代替となるような効果はないものの，AHIの改善に寄与することが多くの研究により示されている．海外に比べて軽度な肥満が多い日本のOSA患者は海外の患者に比べて肥満が軽度な患者が多いため，これらの研究結果をそのまま日本のOSA患者にあてはめることには注意が必要であるが，肥満のOSA患者に対し減量のための食事や運動といった生活習慣に関する患者教育を行うことは重要である．

■ 文献

1) Araghi MH, Chen YF, Jagielski A, et al: Effectiveness of lifestyle interventions on obstructive sleep apnea (OSA): systematic review and meta-analysis Sleep 2013; **36**: 1553-1562.

2) Thomasouli MA, Brady EM, et al: The impact of diet and lifestyle management strategies for obstructive sleep apnoea in adults: a systematic review and meta-analysis of randomised controlled trials. Sleep Breath 2013; **17**: 925-935.

3) Anandam A, Akinnusi M, Kufel T, et al: Effects of dietary weight loss on obstructive sleep apnea: a meta-analysis. Sleep Breath 2013; **17**: 227-234.

4) Mitchell LJ, Davidson ZE, Bonham M, et al: Weight loss from lifestyle interventions and severity of sleep apnoea: a systematic review and meta-analysis. Sleep Med 2014; **15**: 1173-1183.

5) Chirinos JA, Gurubhagavatula I, Teff K, et al: CPAP, weight loss, or both for obstructive sleep apnea. N Engl J Med 2014; **370**: 2265-2275.

6) Johansson K, Neovius M, Lagerros YT, at al: Effect of a very low energy diet on moderate and severe obstructive sleep apnoea in obese men: a randomised controlled trial. BMJ 2009; **339**: b4609.

7) Foster GD, Borradaile KE, Sanders MH, et al: A randomized study on the effect of weight loss on obstructive sleep apnea among obese patients with type 2 diabetes: the Sleep AHEAD study. Arch Intern Med 2009; **169**: 1619-1626.

8) Tuomilehto HP, Seppa JM, Partinen MM, et al: Lifestyle intervention with weight reduction: first-line treatment in mild obstructive sleep apnea. Am J Respir Crit Care Med 2009; **179**: 320-327.

9) Johansson K, Hemmingsson E, Harlid R, et al: Longer term effects of very low energy diet on obstructive sleep apnoea in cohort derived from randomised controlled trial: prospective observational follow-up study. BMJ

2011; **342**: d3017.

10）Kuna ST, Reboussin DM, Borradaile KE, et al: Long-term effect of weight loss on obstructive sleep apnea severity in obese patients with type 2 diabetes. Sleep 2013; **36**: 641-649A.

11）Kline CE, Crowley EP, Ewing GB, et al: The effect of exercise training on obstructive sleep apnea and sleep quality: a randomized controlled trial. Sleep 2011; **34**: 1631-1640.

12）Lam B, Sam K, Mok WY, et al: Randomised study of three non-surgical treatments in mild to moderate obstructive sleep apnoea. Thorax 2007; **62**: 354-359.

13）Ng SSS, Chan RSM, Woo J, et al: A Randomized Con-trolled Study to Examine the Effect of a Lifestyle Modifi-cation Program in OSA. Chest 2015; **148**: 1193-1203.

14）Fernandes JF, Araújo Lda S, Kaiser SE, et al: The effects of moderate energy restriction on apnoea severity and CVD risk factors in obese patients with obstructive sleep apnoea. Br J Nutr 2015; **114**: 2022-2031.

15）日本高血圧学会高血圧治療ガイドライン作成委員会：高血圧治療ガイドライン 2014，ライフサイエンス出版，東京，2014.

16）日本糖尿病学会：糖尿病診療ガイドライン 2016，南江堂，東京，2016.

17）日本動脈硬化学会：動脈硬化性疾患予防ガイドライン 2017 年版，日本動脈硬化学会，東京，2017.

Ⅳ-B ● OSAの合併症と各種治療

CQ 25　OSA の体位療法

CQ 25-1　睡眠時の体位療法 (positional therapy) は OSA 患者の無呼吸を改善しますか？ **BQ**

ステートメント	エビデンスレベル
●OSA 患者のうち，仰臥位でない体位（主に側臥位）で眠ることにより無呼吸が軽減されることがある．	D

■ 解説

　OSA の約半数の患者では，睡眠中の体位が仰臥位のときに咽頭気道の閉塞により無呼吸が悪化し，逆に側臥位や上半身を 30〜60° 高くした半座位では無呼吸が軽減することがわかっている．睡眠中の体位が側臥位から仰臥位になった際に AHI が 2 倍になる OSA は，体位依存性 OSA（positional OSA）と呼ばれる[1]．体位依存性 OSA 患者は，重症度が低く，若年，かつ BMI が低い患者が多く，睡眠中の体位により AHI が変わらない患者とは異なった特性がある．

　体位療法（positional therapy）の目的は，睡眠中に仰臥位にならないようにすることである．体位療法の効果の検証は，ランダム化クロスオーバー試験もしくはランダム化比較試験にて行われており，それらの結果を統合した 2 つのメタ解析がある．Barnes らは，体位療法をした場合としていない場合を比較した 4 つの研究を統合し，体位療法をしていない場合に比べて，体位療法をした場合に AHI が 4.3 減少することを報告している．一方，ランダム化クロスオーバー試験での体位療法と CPAP 治療を比較したメタ解析では，体位療法では CPAP 治療ほどの無呼吸の改善効果はみられず，体位療法の場合，AHI は 6.4 高かった[2]．Ha らも，CPAP 療法と比較した統合解析を行っており，同様の結果を報告している[3]．

　体位療法のうち，古典的で有名なものにテニスボール療法（tennis ball technique：TBT）がある．TBT は，患者の寝衣の背中にポケットを作り，そのなかにテニスボールを入れる方法である．これにより，患者が睡眠中に仰臥位になるのを妨げることができる．TBT の効果を検証した研究はいくつかある．Jackson らは，TBT を発展させたデバイスを用いて，体位依存性 OSA 患者を対象に 4 週間のランダム化比較試験を実施した[4]．TBT を実施した群は通常の睡眠指導のみを受けた群と比べて，AHI が有意に減少していたが，日中の眠気や血圧などの改善はみられなかった．Jokic らは，軽症〜中等度の体位依存性 OSA 患者 13 名（平均 AHI は 18.0/hr）を対象としたランダム化クロスオーバー試験により CPAP 治療との効果を比較している[5]．対象者は，TBT，CPAP 治療のいずれかに割り付けられ，2 週間治療を受けたあと，最初に割り付けられた治療とは別の治療を 2 週間受けた．CPAP 治療時には AHI は 3.4/hr まで減少していたが，TBT 治療時は AHI が 9.5/hr と CPAP 治療時ほど睡眠中の無呼吸の減少はみられなかった．体位療法は，より軽度な OSA 患者で効果が大きかった．CPAP 治療は AHI の減少については，TBT より効果が大きかったが，日中の眠気や認知機能の改善では両者に有意な差はみられなかった．他のランダム化クロスオーバー試験でも，同様の結果が得られている[6]．

　体位療法に用いるデバイスは，海外で開発が進んでいる．体位療法のためのデバイスとしては，TBT と同じ原理で開発された胸部を装着するバンドの形状のものが多い[6〜8]．加えて，近年，技術的に進んだ新しいデバイスが開発されている[9〜13]．これらの効果についてもランダム化クロスオーバー試験やランダム化比較試験にて検証が行われているがいずれも小規模のものが多い．現在，体位療法についての 2 つの大規模な介入研究が進行中である．［米国臨床試験登録番号（ClinicalTrials.gov）：NCT03061071，NCT02553902］

　体位療法は，仰臥位以外で AHI が改善する患者にとっては CPAP 治療の代替となる可能性がある．しかしなが

ら，小規模な介入研究での検証が多く，効果の検証が不
十分であり，長期的な効果の検証もなされていない．体
位療法の効果に関する研究の対象となった患者は，仰臥
位以外の体位にて AHI の減少が認められた患者のみを対
象としていることに注意が必要である．

　睡眠中に仰臥位以外の体位を維持する体位療法は，仰
臥位以外の体位にて無呼吸が軽減する体位依存性 OSA 患
者において，AHI の改善に寄与する．軽症な患者や
CPAP 治療の導入および維持が困難な患者においては，
標準的な治療の代替として効果的な治療法になる可能性
がある．しかしながら，体位療法に用いるデバイスは標
準化されていない．治療法として確立するためには，標
準的なデバイスを用いた効果の検証が求められるが，日
本の患者を対象としたエビデンスがないことからも，現
時点では，補助的な治療法としての位置づけになる．軽
症の患者および CPAP などの標準的な治療が困難な患者
に対し，側臥位にて無呼吸が軽減されることを確認した
うえで，患者に睡眠時の体位について指導することを推
奨する．

■ 文献

1）Cartwright R, Ristanovic R, Diaz F, et al: A comparative study of treatments for positional sleep apnea. Sleep 1991; **14**: 546-552.

2）Barnes H, Edwards BA, Joosten SA, et al: Positional modification techniques for supine obstructive sleep apnea: A systematic review and meta-analysis. Sleep Med Rev 2017; **36**: 107-115.

3）Ha SC, Hirai HW, Tsoi KK: Comparison of positional therapy versus continuous positive airway pressure in patients with positional obstructive sleep apnea: a meta-analysis of randomized trials. Sleep Med Rev 2014; **18**: 19-24.

4）Jackson M, Collins A, Berlowitz D, et al: Efficacy of sleep position modification to treat positional obstructive sleep apnea. Sleep Med 2015; **16**: 545-552.

5）Jokic R, Klimaszewski A, Crossley M, et al: Positional treatment vs continuous positive airway pressure in patients with positional obstructive sleep apnea syndrome. Chest 1999; **115**: 771-781.

6）Skinner MA, Kingshott RN, Jones DR, et al: Elevated posture for the management of obstructive sleep apnea. Sleep Breath 2004; **8**: 193-200.

7）Dieltjens M, Vroegop AV, Verbruggen AE, et al: A promising concept of combination therapy for positional obstructive sleep apnea. Sleep Breath 2015; **19**: 637-644.

8）Permut I, Diaz-Abad M, Chatila W, et al: Comparison of positional therapy to CPAP in patients with positional obstructive sleep apnea. J Clin Sleep Med 2010; **6**: 238-243.

9）Benoist L, de Ruiter M, de Lange J, et al: A randomized, controlled trial of positional therapy versus oral appliance therapy for position-dependent sleep apnea. Sleep Med 2017; **34**: 109-117.

10）Laub RR, Tønnesen P, Jennum PJ: A Sleep position trainer for positional sleep apnea: a randomized, controlled trial. J Sleep Res 2017; **26**: 641-650.

11）Eijsvogel MM, Ubbink R, Dekker J, et al: Sleep position trainer versus tennis ball technique in positional obstructive sleep apnea syndrome. J Clin Sleep Med 2015; **11**: 139-147.

12）Bignold JJ, Mercer JD, Antic NA, et al: Accurate position monitoring and improved supine-dependent obstructive sleep apnea with a new position recording and supine avoidance device. J Clin Sleep Med 2011; **7**: 376-383.

13）van Maanen JP, Richard W, Van Kesteren ER, et al: Evaluation of a new simple treatment for positional sleep apnoea patients. J Sleep Res 2012; **21**: 322-329.

CQ 26　OSA の酸素療法

CQ 26-1　酸素療法は OSA 患者の QOL を改善しますか？ **BQ**

ステートメント	エビデンスレベル
●酸素療法が OSA 患者の QOL を改善するという根拠は明確ではない.	D

CQ 26-2　酸素療法は OSA 患者の高血圧を改善しますか？ **BQ**

ステートメント	エビデンスレベル
●酸素療法が OSA 患者の高血圧の改善に有効か否かは明らかでない.	C

CQ 26-3　酸素療法は OSA 患者の糖尿病を改善しますか？ **BQ**

ステートメント	エビデンスレベル
●酸素療法が OSA 患者の糖尿病を改善するという根拠は明確ではない.	D

CQ 26-4　酸素療法は OSA 患者の心血管疾患を改善しますか？ **BQ**

ステートメント	エビデンスレベル
●夜間低酸素が心血管関連死亡を予測したという報告はあるが，現状では心血管疾患の発症抑制に有用であるとの根拠に乏しい.	C

CQ 26-5　酸素療法にはどのような副作用がありますか？　**BQ**

ステートメント	エビデンスレベル
●OSA に対する酸素療法は無呼吸イベント持続時間を長くさせ，高二酸化炭素血症をきたすことがある．	—

■ 解説

a. QOL 改善

CPAP は OSA の標準的治療法として確立されているものの，CPAP を受け入れない，あるいは受け入れたとしてもそのアドヒアランスが不良である OSA 患者は決して少なくない．そのような患者に対して酸素療法は考慮されるべき OSA の治療法かもしれない．

しかし酸素療法が OSA 患者の QOL を改善するか否かについての検討は少なく，結論は得られていない．最近の報告では，冠動脈疾患あるいは冠動脈疾患の主要危険因子を 3 つ以上持つ OSA 患者では，12 週間の酸素療法によって日中の眠気と健康関連 QOL（Short-Form 36 scores：SF-36）のうち身体的側面 QOL サマリースコア（physical component summary：PCS）は改善を示し，PCS の改善は CPAP よりも優れていたと報告されている[1]．しかし酸素療法による日中の眠気や神経心理的症状の改善効果については相反した結果が報告されており，さらなる研究結果が待たれる[1~6]．

b. 高血圧改善

酸素療法には上気道に陽圧をかける CPAP と異なり上気道閉塞を解除する機能がないため，一般的に無呼吸低呼吸イベントを改善させることはできない．すなわち酸素療法は無呼吸低呼吸指数（AHI）を改善させることができないとされている[2~4,7,8]．それは小児においても同様である[9]．ただし酸素療法は夜間の平均動脈血酸素飽和度（mean SpO$_2$）および無呼吸低呼吸に伴う動脈血酸素飽和度低下の程度（mean nadir SpO$_2$）を改善させることが知られており，その効果は CPAP と同様あるいはそれ以上であるとされる[2~4,7,8]．

しかしながら，酸素療法は CPAP 療法と異なり血圧降下作用がないとの報告が多く，OSA 患者の高血圧発症・増悪には一過性覚醒反応（arousal），高二酸化炭素血症，

呼吸努力関連胸腔内圧変化など夜間低酸素血症以外の病態の関与が示唆されている[4,7,10]．一方で最近の二重盲検ランダム化クロスオーバー比較試験では，CPAP 中止後に酸素吸入療法に切り替えた場合では室内気吸入を行った場合と比較して血圧再上昇を防ぐことができたとの結果も報告されている[検索期間外文献 a]．

c. 糖尿病改善

OSA に対する酸素療法が糖代謝に与える影響についての検討はなく，現状ではその効果は不明確である．

d. 心血管疾患の改善

OSA 患者の続発症に関して，心血管疾患の発症進展に無呼吸低呼吸に伴う間欠的低酸素を含む夜間低酸素血症は重要な役割を果たすため，夜間低酸素血症を改善させる酸素療法は，AHI を改善させることができなくても心血管疾患の発症進展抑制に有用であるかもしれない．しかしながら，現時点では長期酸素療法に心血管疾患発症を抑制する効果があるかどうかは明らかにされていない．

一方，近年，OSA 患者では周術期合併症のリスクが高いことが注目されている．なかでも無呼吸低呼吸イベントに伴う低酸素血症が不整脈や譫妄などの術後合併症の危険因子であることが知られており，周術期においては CPAP 不耐の患者に酸素療法を行うことが望ましい[4]．ただし，特に術後第一夜は酸素投与により CO$_2$ 上昇をきたすことがあり，呼吸回数と経皮的 CO$_2$ モニターなどを用いた終夜 CO$_2$ 測定を考慮したほうがよい[11]．

e. 副作用

酸素療法は無呼吸低呼吸持続時間を長くさせることも留意しなければならない[4,12]．なぜなら長く持続する無呼吸低呼吸イベントは，PaCO$_2$ を過度に上昇させ，また呼吸再開時の交感神経活動の急激な上昇を招くのみならず，上気道閉塞に対する吸気努力による胸腔内陰圧化が長引

くこととなり，transmural pressure 増大による左室後負荷の増大やずり応力（shear stress）による血管内皮機能障害など，生体に及ぼす悪影響を増大させる可能性があるからである．

■ 文献

1) Lewis EF, Wang R, Punjabi N, et al: Impact of continuous positive airway pressure and oxygen on health status in patients with coronary heart disease, cardiovascular risk factors, and obstructive sleep apnea: A Heart Biomarker Evaluation in Apnea Treatment (HEART-BEAT) analysis. Am Heart J 2017; **189**: 59-67.

2) Loredo JS, Ancoli-Israel S, Kim EJ, et al: Effect of continuous positive airway pressure versus supplemental oxygen on sleep quality in obstructive sleep apnea: a placebo-CPAP-controlled study. Sleep 2006; **29**: 564-571.

3) Phillips BA, Schmitt FA, Berry DT, et al: Treatment of obstructive sleep apnea. A preliminary report comparing nasal CPAP to nasal oxygen in patients with mild OSA. Chest 1990; **98**: 325-330.

4) Mehta V, Vasu TS, Phillips B, et al: Obstructive sleep apnea and oxygen therapy: a systematic review of the literature and meta-analysis. J Clin Sleep Med 2013; **9**: 271-279.

5) Bardwell WA, Norman D, Ancoli-Israel S, et al: Effects of 2-week nocturnal oxygen supplementation and continuous positive airway pressure treatment on psychological symptoms in patients with obstructive sleep apnea: a randomized placebo-controlled study. Behav Sleep Med 2007; **5**: 21-38.

6) Lim W, Bardwell WA, Loredo JS, et al: Neuropsychological effects of 2-week continuous positive airway pressure treatment and supplemental oxygen in patients with obstructive sleep apnea: a randomized placebo-controlled study. J Clin Sleep Med 2007; **3**: 380-386.

7) Gottlieb DJ, Punjabi NM, Mehra R, et al: CPAP versus oxygen in obstructive sleep apnea. N Engl J Med 2014; **370**: 2276-2285.

8) Mills PJ, Kennedy BP, Loredo JS, et al: Effects of nasal continuous positive airway pressure and oxygen supplementation on norepinephrine kinetics and cardiovascular responses in obstructive sleep apnea. J Appl Physiol 2006; **100**: 343-348.

9) Marcus CL, Carroll JL, Bamford O, et al: Supplemental oxygen during sleep in children with sleep-disordered breathing. Am J Respir Crit Care Med 1995; **152**: 1297-1301.

10) Norman D, Loredo JS, Nelesen RA, et al: Effects of continuous positive airway pressure versus supplemental oxygen on 24-hour ambulatory blood pressure. Hypertension 2006; **47**: 840-845.

11) Liao P, Wong J, Singh M, et al: Postoperative Oxygen Therapy in Patients With OSA: A Randomized Controlled Trial. Chest 2017; **151**: 597-611.

12) Block AJ, Hellard DW, Cicale MJ: Snoring, nocturnal hypoxemia, and the effect of oxygen inhalation. Chest 1987; **92**: 411-417.

■検索期間外文献

a) Turnbull CD, Sen D, Kohler M, et al: Effect of supplemental oxygen on blood pressure in obstructive sleep apnea (SOX). a randomized continuous positive airway pressure withdrawal trial. Am J Respir Crit Care Med 2019; **199**: 211-219.

CQ 27 OSA の耳鼻咽喉科的手術

CQ 27-1 耳鼻咽喉科的手術は OSA 患者の QOL を改善しますか？ **BQ**

ステートメント	エビデンスレベル
●耳鼻咽喉科的手術は短期成績として OSA 患者の QOL を一定の側面において改善することが期待できる．特に鼻手術は AHI の改善を認めなくとも QOL を改善する．	C

CQ 27-2 耳鼻咽喉科的手術は OSA 患者の心血管疾患危険因子を改善しますか？ **BQ**

ステートメント	エビデンスレベル
●手術後に心血管障害発症リスクの改善を認めたという論文もみられるが，精度の高い報告はなく，発症リスクを改善するか否かは明らかでない．	D

CQ 27-3 耳鼻咽喉科的手術にはどのような副作用がありますか？ **BQ**

ステートメント	エビデンスレベル
●口蓋垂軟口蓋咽頭形成術 (uvulopalatopharyngoplasty：UPPP) の周術期管理では術直後，周術期の出血や呼吸トラブルに注意する必要がある．術後長期の副症状としては UPPP 後の軟口蓋の閉鎖不全，咽頭違和感，嚥下への影響，味覚異常などが少数報告されている．さらに，いびき治療として行われる口蓋垂口蓋形成術 (laser-assisted uvulopalatoplasty：LAUP) については治療効果が確認されず，瘢痕拘縮による気道狭窄出現の報告がある．	―

■ 解説

a. 各手術の効果の報告

UPPP では少数 ($n = 65$：32 vs. 33) 例の単施設の RCT デザインの前向きコホートが 1 件のみで，6 ヵ月後の評価で AHI が 53.3 から 21.1 に減少していた（コントロールでは 52.6 が 46.8），副症状は認めなかったとされている．これを含めた UPPP のメタ解析においては selective patients において 8 ヵ月後に重症度 AHI は 35.66 から 13.91 に有意に改善，自覚的眠気 は 11.65 から 5.08 に改善したと報告されている [1~4]．[検索期間外文献 a]．

UPPP の適応としては Freidman 分類 Ⅰ（口蓋扁桃肥大

があり軟口蓋所見に異常がない）がよい適応であり，Frei-
dman 分類 Ⅲ および舌骨低位では効果が期待できないと
されている．

舌手術（trans oral robotic surgery：TORS）のメタ解析
では AHI は 44.3 から 17.8（p＜0.01），Epworth Sleepi-
ness Scale（ESS）は 12.9 から 5.8（p＜0.01）に改善し，治
療反応群は 68.4％と報告されている．TORS を含む舌手
術は AHI が 48.1 から 19.0（p＜0.0001），ESS が 11.41 か
ら 5.66（p＜0.0001）と改善し multilevel surgery の一手法
として有用と報告されている[5]．

鼻手術では少数（n＝49：27 vs. 22）例の単施設の RCT
デザインの前向きコホートにおいて 4 ヵ月後に AHI は有
意差がなかったが，ESS は手術群でのみ有意な改善が認
められている．メタ解析においても，AHI の改善はない
かあってもわずかであるが，ESS や QOL について有意な
改善を認めるとされている[6,7]．

また，CPAP への影響については，CPAP 圧が 11.6 cm
から 9.5 cm へ減少し，89.1％の患者が手術後 CPAP の使
用の改善を認め，使用時間が 3.0 時間から 5.5 時間に増加
したと報告されている[6]．

UPPP，舌手術，鼻手術を含む multilevel surgery のメ
タ解析では AHI において 60.3％，ESS で 40.3％の減少が
報告され，CPAP の影響は CPAP の使用率，使用時間を
増加が認められている[1,3,8]．

高周波治療においては軽症 OSA に対し単施設の RCT
前向きコホートの報告がいくつかあるが，重症度（AHI），
自覚的改善（ESS，SF-36 など）において有意な効果を認め
たとの報告と，有意差がなかったとされ，メタ解析では
AHI および ESS で改善認めている[3,9]．

舌下神経刺激には多施設，RCT 前向きコホートの報告
で 12 ヵ月後，18 ヵ月後において，AHI，oxygen desatu-
ration index，ESS，FOSQ において有意な改善を認め，
ESS，FOSQ などの自覚症状改善は 24 ヵ月後でも改善が
報告されている（ただし，2018 年時点で本邦での使用実
績はまだない）[10]．

LAUP のメタ解析では手術効果群はわずか 23％であ
り，44％の患者で AHI が悪化しており，副症状の出現が
あったと報告されており，OSA の治療として推奨できな
い[3,9,11]．

選択的症例に行われる気管切開術では AHI は 92.0 か
ら 17.3 に改善している．ただし，QOL の低下を考慮する
必要がある[1,2,12]．

b．耳鼻咽喉科的手術による全身疾患への影響

耳鼻咽喉科的手術による全身疾患への影響は報告がほ
とんどない．UPPP による OSA 患者の高血圧の改善は，
短期での限定的な報告があるのみである．このように手
術後に心血管障害発症リスクの改善を認めたという論文
もみられるが，その数は少なく断定的な結論を下すこと
は困難である．さらに，報告された論文もその精度は高
くなく，改善するか否かは現状では明らかでない[13]．

c．副作用の報告

耳鼻咽喉科的手術による副作用は報告がほとんどない[1,4]．
メタ解析では合併症発現率：1.5％，死亡率：0.2％，麻酔
関連事象：12.5％とされ，周術期管理のリスクを考慮す
べきで，OSA の管理に精通した麻酔科医を含めたチーム，
医療施設での管理が必要である．さらに UPPP について
の報告では軟口蓋の閉鎖不全が 8.1％，咽頭違和感が
31.2％，嚥下への影響が 17.7％，味覚異常が 8.2％と報告
されている[1,2,4]．いびき治療として行われる LAUP につ
いてはメタ解析では手術効果群がわずか 23％であり，
44％の患者で AHI が悪化しており，副症状として瘢痕拘
縮による気道狭窄が 1〜12％に出現すると報告されてお
り，OSA の治療として推奨できない[1,3,11]．

■ 文献

1) Aurora RN, Casey KR, Kristo D, et al: American Acade-
my of Sleep Medicine: Practice parameters for the surgi-
cal modifications of the upper airway for obstructive
sleep apnea in adults. Sleep 2010; **33**: 1408-1413.
2) Certal V, Nishino N, Camacho M, et al: Reviewing the
systematic reviews in OSA surgery. Otolaryngol Head
Neck Surg 2013; **149**: 817-829.
3) Caples SM, Rowley JA, Prinsell JR, et al: Surgical modifi-
cations of the upper airway for obstructive sleep apnea
in adults: a systematic review and meta-analysis. Sleep
2010; **33**: 1396-1407.
4) Binar M, Karakoc O: Anterior Palatoplasty for Obstruc-
tive Sleep Apnea: A Systematic Review and Meta-analy-
sis. Otolaryngol Head Neck Surg 2018; **158**: 443-449
5) Miller SC, Nguyen SA, Ong AA, Gillespie MB. Transoral
Robotic Base of Tongue Reduction for Obstructive Sleep
Apnea: A Systematic Review and Meta-Analysis. Laryn-
goscope 2017; **127**: 258-265.
6) Camacho M, Riaz M, Capasso R, et al: The Effect of
Nasal Surgery on Continuous Positive Airway Pressure
Device Use and Therapeutic Treatment Pressures: A
Systematic Review and Meta-Analysis. Sleep 2015; **38**:
279-286.

7) Li HY, Wang PC, Chen YP, et al: Critical appraisal and meta-analysis of nasal surgery for obstructive sleep apnea. Am J Rhinol Allergy 2011; **25**: 45-49.

8) Lin HC, Friedman M, Chang HW, et al: The efficacy of multilevel surgery of the upper airway in adults with obstructive sleep apnea/hypopnea syndrome. Laryngoscope 2008; **118**: 902-908.

9) Epstein LJ, Kristo D, Strollo PJ Jr: Adult Obstructive Sleep Apnea Task Force of the American Academy of Sleep Medicine: Clinical Guideline for the Evaluation, Management and Long-term Care of Obstructive Sleep Apnea in Adults. J Clin Sleep Med 2009; **5**: 263-276.

10) Certal VF, Zaghi S, Riaz M, et al: Hypoglossal nerve stimulation in the treatment of obstructive sleep apnea: A systematic review and meta-analysis. Laryngoscope 2015; **125**: 1254-1264.

11) Camacho M, Nesbitt NB, Lambert E, et al: Laser-Assisted Uvulopalatoplasty for Obstructive Sleep Apnea: A Systematic Review and Meta-Analysis. Sleep 2017; **40**.

12) Camacho M, Certal V, Brietzke SE, et al: Tracheostomy as treatment for adult obstructive sleep apnea: a systematic review and meta-analysis. Laryngoscope 2014; **124**: 803-811.

13) Halle TR, Oh MS, Collop NA et al: Surgical Treatment of OSA on Cardiovascular Outcomes: A Systematic Review. Chest 2017; **152**: 1214-1229,

■検索期間外文献

a) Pang KP, Plaza G, Baptista J PM, et al: Palate surgery for obstructive sleep apnea: a 17-year meta-analysis. Eur Arch Otorhinolaryngol 2018; **275**: 1697-1707

IV-B ● OSAの合併症と各種治療

CQ 28 OSAの顎顔面形成術治療

CQ 28-1 顎顔面形成術は OSA 患者の QOL を改善しますか？ (BQ)

ステートメント	エビデンスレベル
●CPAP，OA が使用不可能な症例で，手術後の AHI，いびきなどの改善，顔面の形態学変化による QOL の改善などが期待できる．	D

CQ 28-2 顎顔面形成術は OSA 患者の心血管疾患危険因子を改善しますか？ (BQ)

ステートメント	エビデンスレベル
●手術後に心血管障害発症リスクの改善を認めたという論文もみられるが，精度の高い報告はなく，発症リスクを改善するか否かは明らかでない．	D

CQ 28-3 顎顔面形成術にはどのような副作用がありますか？ (BQ)

ステートメント	エビデンスレベル
●頻度の高いものに下唇知覚異常などがあり，一部に術後の神経障害性疼痛の発現もみられる．まれに，咬合異常，術後重篤心疾患，気道狭窄などがある．	—

■ 解説

a. 顎顔面形成術とは

上下顎骨前方移動術（maxillo-mandibular advancement：MMA）と舌骨上筋群牽引手術（genioglossus & geniohyoid muscles advancement：GA）があり，OSA に対する治療として 1980 年頃から行われている．現在では，特に米国において OSA 治療のひとつの柱となっており，日本でもこの数年，睡眠専門医の理解が進んでいる．この MMA は，上顎に対する Le Fort 1 型骨切り術（上顎骨水平骨切り）と下顎に対する下顎枝矢状分割術（sagittal splitting ramus osteotomy：SSRO）により上下骨体部（歯が植立するしている部分）を分離し，前方へ移動させる術式である．これにより，口腔内容積が拡大することに加え，顎骨に付着する軟組織が牽引され，上気道は開大する[1]．また，GA により舌が上方に牽引され，結果として上気道が拡大する．また，軟組織の牽引に伴い，咽頭気道の粘膜部が緊張し，上気道の虚脱性も改善することが期待されている．

この MMA 含めた OSA に対する外科治療（sleep surgery）に関して，先駆的な役割を果たしている米国 Stanford 大学の Sleep Disorders Center では，2 段階の治療方針を提案し[2]，これに倣う施設が多い．これは，まず，比較的侵襲の小さな手術である鼻内手術，軟口蓋咽頭形

成術，オトガイ形成術，舌根に対するラジオ波手術（舌収縮術）を Phase 1 として行い，この効果が十分でない際に MMA などの硬組織手術・Phase 2 を検討するというものである．日本では外科的矯正治療として健康保険適用されている．一般的に約 2 週間程度の入院が必要となる．

b. MMA 後の心血管障害の改善

手術後に心血管障害発症リスクの改善を認めたという論文もみられるが，その数は少なく断定的な結論を下すことは困難である．さらに，報告された論文もその精度は高くなく，改善するか否かは現状では明らかでない．

c. MMA の副作用

MMA の副作用として，

①周術期合併症に関して，OSA 患者特有の既存の心疾患リスクが存在することもあり，1.0％で心停止や不整脈などの重篤な合併症

②顔面知覚異常（14.2％），術後の神経障害性疼痛の発現

③咬合異常（〜44％）

などが合併症として報告されている[3]．同様の術式である外科的矯正手術では，頻度は低いが，術後の重篤な気道閉塞や失明などの合併症も報告されている．

d. MMA の効果について

OSA 患者 50 人について，MMA と auto-titrating CPAP の有効性を比較した無作為化比較試験（RCT）では，術後約 1 年での AHI と ESS に関して，両群間で差はみられなかったとしている[3]．この報告に基づけば，MMA は，OSA に対する短期治療効果では高いと判断される．RCT はこのひとつしか存在せず，MMA の治療効果に関するその他の検討は，観察研究に基づくものが多い[4〜6]．これらの観察研究によるメタ解析では，MMA の治療効果として，平均フォロー期間 5 ヵ月で AHI が平均 63.9 から 9.5 へ低下し，43.2％の患者では AHI＜5 が達成されたとしている[4]．なお MMA の有効性に関する予測因子として，若年・治療前 AHI が低値・BMI 低値・上顎の前方移動の程度，などがあげられているものの，こ

の点について質の高い研究はまだ存在しない[4,7]．

ステートメントを検討するうえで，以下の 2 点が今後の課題となった．ひとつはこの診療ガイドラインは日本人患者を対象としており，欧米の RCT をそのまま解析することに問題がある．なぜなら，アジア系では顎顔面形態の要因が（他人種と比べて）相対的に大きいとされているので，他の因子を含む欧米の結果をそのまま参考にできないと考える．日本におけるこの領域での研究が待たれる．2 点目は，観察研究の場合，術前の CPAP データとの比較対象となった患者では，医師に手術の適応があると判断されているためバイアスリスクが高いと推察されることである．これらにより，最終的に，OSA の治療に顎顔面形成術を弱く推奨するが，エビデンスレベルは弱いとした．

■ 文献

1) Okushi T, Tonogi M, Arisaka T, et al: Effect of maxillomandibular advancement on morphology of velopharyngeal space. J Oral Maxillofac Surg 2011; **69**: 877-884.

2) Barrera JE, Powell NB, Riley RW: Facial skeletal surgery in the management of adult obstructive sleep apnea syndrome. Clin Plast Surg 2007; **34**: 565-573.

3) Vicini C, Dallan I, Campanini A, et al: Surgery vs ventilation in adult severe obstructive sleep apnea syndrome. Am J Otolaryngol 2010; **31**: 14-20.

4) Holty JE, Guilleminault C: Maxillomandibular advancement for the treatment of obstructive sleep apnea: A systematic review and meta-analysis. Sleep Med Rev 2010; **14**: 287-297.

5) Caples SM, Rowley JA, Prinsell LR, et al: Surgical modifications of the upper airway for obstructive sleep apnea in adults: a systematic review and meta-analysis. Sleep 2010; **33**: 1396-1407.

6) Pirkibauer K, Russmueller G, Stiebellehner L, et al: Maxillomandibular advancement for treatment of obstructive sleep apnea syndrome: a systematic review. J Oral Maxillofac Surg 2011; **69**: 165-176.

7) Halle TR, Oh MS, Collop NA, et al: Surgical treatment of OSA on cardiovascular outcomes: a systematic review. Chest 2017; **152**: 1214-1229.

IV-B ・ OSA の合併症と各種治療

CQ 29　CPAP の使用時間

CQ 29-1　OSA 患者の CPAP 使用時間は治療効果に影響しますか？　BQ

ステートメント	エビデンスレベル
●CPAP の使用時間は OSA 患者の治療効果に影響する.	B

CQ 29-2　CPAP 治療を何時間行えば OSA 患者の日中の眠気を改善しますか？　BQ

ステートメント	エビデンスレベル
●日中の主観的眠気の改善には少なくとも一夜あたり 4 時間以上の CPAP 治療を行う. 効果を維持するためには毎日使用することが望ましい.	B

CQ 29-3　CPAP 治療を何時間行えば OSA 患者の高血圧や心血管イベントの発生率を改善しますか？　BQ

ステートメント	エビデンスレベル
●高血圧と心血管イベントの頻度を抑制するには, 少なくとも一夜あたり 4 時間以上の CPAP 治療を行う.	A

■ 解説

　成人 SAS における第一選択治療は気道陽圧療法（PAP）であるが, 必要な治療時間は期待する効果により異なる. 生命予後との関連では, それぞれ一夜あたり 1 時間未満の治療では有効性がなく, 平均 4 時間以上の群との間に差があること[1], 日中の主観的眠気の改善（ESS）は 4 時間以上[2], 高血圧と心血管イベントの頻度抑制は 4 時間以上[3~6], 覚醒維持時間の改善は 6 時間以上[2], 健康感の改善（SF-36）は 7.5 時間[2] の CPAP の使用と関連があることが報告されている. さらに, OSA は治療中断後速やかに再出現し, 2 週間後には自覚的眠気や朝の血圧上昇がみられることが報告されている[7~9].

　なお, 日中の自覚的眠気のみに注目した場合, 比較的眠気を伴いにくいとされる循環器疾患を伴う OSA では 4 時間未満でも効果があるとの報告[10] があるものの, 必要睡眠時間には個人差があるため一概に何時間とはいえない. しかし, 耐糖能や予後への影響も考慮し 4 時間以上が望ましいと考えられる.

■ 文献

1) Campos-Rodriguez F, Pena-Grinan N, Reyes-Nunez N,

et al: Mortality in obstructive sleep apnea–hypopnea patients treated with positive airway pressure. Chest 2005; **128**: 624-633.

2) Weaver TE, Maislin G, Dinges DF, et.al: Relationship between hours of CPAP use and achieving normal levels of sleepiness and daily functioning. Sleep 2007; **30**: 711.

3) Barbe F, Duran-Cantolla J, Sanchez-de-la-Torre M, et al; Effect of continuous positive airway pressure on the incidence of hypertension and cardiovascular events in nonsleepy patients with obstructive sleep apnea: a randomized controlled trial. JAMA 2012; **307**: 2161-2168.

4) Martínez-García MA, Capote F, et al: Effect of CPAP on blood pressure in patients with obstructive sleep apnea and resistant hypertension: the HIPARCO randomized clinical trial. JAMA 2013; **310**: 2407-2415.

5) Barbé F, Durán-Cantolla J, Sánchez-de-la-Torre M, et al; Spanish Sleep And Breathing Network. Effect of continuous positive airway pressure on the incidence of hypertension and cardiovascular events in nonsleepy patients with obstructive sleep apnea: a randomized controlled trial. JAMA 2012; **307**: 2161-2168.

6) Barbé F, Durán-Cantolla J, Capote F, et al; Spanish Sleep and Breathing Group.: Long-term effect of continuous positive airway pressure in hypertensive patients with sleep apnea. Am J Respir Crit Care Med 2010; **181**: 718-726.

7) Malcolm K, Stoewhas AC, Ayers L, et al: Effects of continuous positive airway pressure therapy withdrawal in patients with obstructive sleep apnea. AJRCCM 2011; **184**: 1192-1199.

8) Kribbs NB, Pack AI, Kline LR, et al: Effects of one night without nasal CPAP treatment on sleep and sleepiness in patients with obstructive sleep apnea. Am Rev Respir Dis 1993; **147**: 1162-1168.

9) Turkington PM, Sircar M, Saralaya D, et al: Time course of changes in driving simulator performance with and without treatment in patients with sleep apnoea hypopnoea syndrome. Thorax 2004; **59**: 56-59.

10) McEvoy R, Antic A, Heeley E, et al: CPAP for prevention of cardiovascular events in obstructive sleep apnea. N Engl J Med 2016; **375**: 919-931.

CQ 30　アドヒアランスの改善

CQ 30-1　OSA の治療において，固定圧 CPAP とオート CPAP で CPAP アドヒアランスに差はありますか？ **BQ**

ステートメント	エビデンスレベル
●固定圧 CPAP とオート CPAP では，適切な圧設定がなされていれば，CPAP アドヒアランスに差はない．	C

CQ 30-2　圧リリーフ機能は CPAP アドヒアランスを改善しますか？ **BQ**

ステートメント	エビデンスレベル
●圧リリーフ機能の使用による CPAP アドヒアランスの改善効果は，統計学的には認められていない．	C

CQ 30-3　患者に合ったマスクの選択は CPAP アドヒアランスを改善しますか？ **BQ**

ステートメント	エビデンスレベル
●患者ごとに最適なマスクを選択することで CPAP アドヒアランスを改善することがある．	C

CQ 30-4　加湿器や点鼻薬の使用は CPAP アドヒアランスを改善しますか？ **BQ**

ステートメント	エビデンスレベル
●鼻閉を訴える例では加湿器や点鼻薬の使用により CPAP アドヒアランスを改善することがある．	C

CQ 30-5　患者教育や治療介入は CPAP アドヒアランスを改善しますか？　BQ

ステートメント	エビデンスレベル
●支持介入，教育介入，行動療法などで CPAP アドヒアランスは改善することがある．	C

■ 解説

本 CQ に限り，「CPAP」は固定圧 CPAP の意として用いる．

a．CPAP 機器の設定

CPAP とオート CPAP（Auto CPAP：APAP）のアドヒアランスには，ほとんど差がないという報告が大半である．使い分けはおそらくコストに依存していると思われる．ただ，2007 年 AASM の APAP 使用に関するガイドラインでは，APAP は中枢性無呼吸には不適切であるとしている．APAP タイトレーションと従来の CPAP マニュアルタイトレーションの治療効果については差がなく，マニュアルタイトレーションにかかるコストを考えれば，APAP はマニュアルタイトレーションの代替機器として推奨され，アドヒアランスについても差がない[1]．2009 年の APAP と CPAP の RCT，クロスオーバー研究[2]では，使用時間が APAP のほうが 12 分長い結果が出ているが，アドヒアランスに有意差はなかった．2012 年のメタ解析による報告[3]では，統計学的有意差をもって APAP のほうが CPAP に比べ，使用時間が 11 分長く ESS は 0.5 ポイント改善したが，最低酸素飽和度は CPAP のほうが，1.3% 改善したとされている．しかし短期間のフォローアップであり，治療効果の差は不明である．

CPAP 使用開始時に患者によっては，息の吐きづらさを訴える．しかしそれも覚醒時のみであって，入眠後は自覚しなくなる症状である．したがって，寝つきがよくなるという改善効果はあるにしても，アドヒアランスの改善には結びつかない可能性がある．圧リリーフ機能（expiratory pressure release：EPR）の有効性には多くの検討報告があるが，アドヒアランスの改善効果はないというものが多い．システマティックレビューとメタ解析による 2011 年の報告[4]では，EPR 使用時と非使用時の使用時間の差は，パラレル試験で 0.16 時間，クロスオーバー試験で 0.2 時間であったが，有意差はまったくなかった．一方，2015 年の報告では，鼻腔抵抗の高い SAS には，CPAP 開始時から EPR を利用することで，アドヒアランスが改善したとの報告[5]がある．

b．マスクなどのインターフェース

エビデンスはほとんどないが，使用者に適合するマスクを選択することでアドヒアランスが改善することは，日常臨床でしばしば経験する．不適切なマスクはリークの増大による治療効果の減少につながり，副作用の原因ともなる．

マスクには大きく鼻マスクと鼻口マスクに分けられ，CPAP 導入期のマスクとしては鼻マスクが推奨されている．しかし鼻閉などで鼻マスクが使えない場合の選択肢として，鼻口マスクに変更されることが多い．その両者を比較した研究は多数あり，いずれも鼻口マスクのほうが，残存 AHI・リーク・CPAP 必要圧が増加することが報告されている[6]．しかし両者のアドヒアランスを多数例で比較した報告はほとんどない．

また，同じ鼻マスクでもピロータイプなども工夫されているが，通常の鼻マスクとピローマスクの検討では，ピローマスクのほうが使用率は高いものの使用時間には有意差がなかったという報告[7]がある．しかし 3 週間と短期間の検討であり，14 cmH$_2$O 以下の治療圧の場合と条件がついている．

鼻閉患者においては，加湿器の使用で鼻閉や鼻粘膜の炎症が改善したという報告[8]がある．一方，CPAP 開始前には鼻炎症状のなかった OSAS 患者でも，CPAP 治療の副作用として鼻炎症状が出ることがある．症状の有無を問わず OSAS 症例に，CPAP 治療と同時にステロイド点鼻薬とプラセボの二重盲検法を行ったところ，鼻炎症状の改善や CPAP アドヒアランスには，有意差がなかったとされている[9]．また，ドライ CPAP と加湿器 CPAP とドライ CPAP＋点鼻薬の 3 群間で比較したところ，有

意差があったのは加湿器による鼻炎症状の改善のみで，アドヒアランスは3群間で差がなかったと報告されている[10]．

過去のAPSSのプラクティスパラメーター（2006年）では，確かにステロイドの局所投与が推奨され[11]，Cochraneライブラリ（2013年）[12]でも同様の記載がある．しかし最近では，文献10を根拠にステロイド点鼻薬の効果に否定的な論文が多い．

c. 患者教育などの治療介入

2009年のAASMから発表されたOSAの長期治療管理のためのガイドラインにおいて，PAP機器の機能や使用上の注意，メンテナンス法，PAP療法の有用性などを患者に理解させ，チームを組んで患者にとって最適なインターフェースを供与することの重要性が述べられている．特に治療導入後最初の数週間で介入することが最も重要であるとしている．

2014年のCochrane Database Systematic Review[13]によれば，低いエビデンスレベルであるが，患者を励ますなどの支持介入でCPAP使用率が向上，中等度のエビデンスレベルであるが，短期間の教育介入でCPAP使用率が適度に改善，低いエビデンスレベルであるが，行動療法によりCPAP使用率が著明に改善したと報告されている．

近年はtelemedicineの効果を検証した報告[検索期間外文献 a]もある．telemonitoringとtelemedicine educationを併用することで，最もアドヒアランスが改善したとされている．

■ 文献

1) Gao W, Jin Y, Wang Y, et al: Is automatic CPAP titration as effective as manual CPAP titration in OSAHS patients? A meta-analysis. Sleep Breath 2012; **16**: 329-340.

2) Smith I, Lasserson TJ: Pressure modification for improving usage of continuous positive airway pressure machines in adults with obstructive sleep apnoea. Cochrane Database Syst Rev 2009; (4).

3) Ip S, D'Ambrosio C, Patel K, et al: Auto-titrating versus fixed continuous positive airway pressure for the treatment of obstructive sleep apnea: a systematic review with meta-analyses. Syst Rev 2012; **1**: 20.

4) Chihara Y, Tsuboi T, Hitomi T, et al: Flexible positive airway pressure improves treatment adherence compared with auto-adjusting PAP. Sleep 2013; **36**: 229-236.

5) Ayappa I, Sunderram J, Black K, et al: A comparison of CPAP and CPAPFLEX in the treatment of obstructive sleep apnea in World Trade Center responders: study protocol for randomized controlled trail. Trials 2015; **16**: 403.

6) Ebben MR, Narizhnaya M, Segal AZ, et al: A randomised controlled trial on the effect of mask choice on residual respiratory events with continuous positive airway pressure treatment. Sleep Med 2014; **15**: 619-624.

7) Massie CA, Hart RW: Clinical outcomes related to interface type in patients with obstructive sleep apnea/hypopnea syndrome who are using continuous positive airway pressure. Chest 2003; **123**: 1112-1118.

8) Koutsourelakis I, Vagiakis E, Perraki E, et al: Nasal inflammation in sleep apnoea patients using CPAP and effect of heated humidification. Eur Respir J 2011; **37**: 587-594.

9) Strobel W, Schlageter M, Andersson M, et al: Topical nasal steroid treatment does not improve CPAP compliance in unselected patients with OSAS. Respir Med; **105**: 310-315.

10) Ryan S, Doherty LS, Nolan GM, et al: Effects of heated humidification and topical steroids on compliance, nasal symptoms, and quality of life in patients with obstructive sleep apnea syndrome using nasal continuous positive airway pressure. J Clin Sleep Med 2019; **15**: 422-427.

11) Morgenthaler TI, Kapen S, Lee-Chiong T, et al: Practice parameters for the medical therapy of obstructive sleep apnea. Sleep 2006; **29**: 1031-1035.

12) Mason M, Welsh EJ, Smith I: Drug therapy for obstructive sleep apnoea in adults. Cochrane Database of Systematic Reviews 2013; (5): CD003002

13) Wozniak DR, Lasserson TJ, Smith I: Educational, supportive and behavioural interventions to improve usage of continuous positive airway pressure machines in adults with obstructive sleep apnoea. Cochrane Database Syst Rev. Cochrane Database Syst Rev 2014; (1): CD007736.

■検索期間外文献

a) Hwang D, Chang JW, Benjafield AV, et al: Effect of telemedicine education and telemonitoring on CPAP adherence: the tele-OSA randomized trial. Am J Respir Crit Care Med 2018; **197**: 117-126.

CQ 31 CPAP 治療の中断による OSA の再発

CQ 31-1　OSA に対する CPAP 治療の中断により OSA は再発しますか？　BQ

ステートメント	エビデンスレベル
●CPAP の中断により，治療前に比較して AHI は悪化することはないが，OSA は再発する．	A

■ 解説

4 ヵ月間以上 CPAP を使用していた症例を対象に，2 日間 CPAP を中断した研究では，apnea は少なく，hypopnea/RERA が多く，重症例では CPAP 使用前に比べ，AHI，酸素飽和度の低下は改善していた．Stanford sleepiness scale，MSLT，psychomotor vigilance test は変化なかった[1]．

CPAP 使用例を対象に，2 週間 CPAP を中断した報告では，数日で OSA は再発し，自覚的な眠気などの症状も再発するが，精神運動機能は悪化しなかった．血管内皮機能は低下し，早朝血圧，心拍数の増加，尿中カテコールアミンの増加があるものの，全身炎症のマーカー，インスリン抵抗性，脂質は変化がなかった[2]．

4 日間の CPAP 中断で，オキシメーターの測定で，4%ODI 10/hr 以上の症例は 71%であり，10 以下の症例はさらに 14 日間 CPAP を中断したところ 45%は 10 以下のままであった．4 日後の ODI と関連したのは，もともとの高い ODI，CPAP 長期使用，喫煙，頸部周囲長が大きいなどであった[3]．一晩の CPAP 中止により運転能力は低下するが，自覚的眠気と EEG による眠気の評価は関連し，患者は CPAP 中断による眠気を自覚できるとしている[4]．運転シミュレーションの成績について検討した報告では，CPAP 導入後数日で改善し，中断後 7 日では，改善は維持されていたが，対照群との差は減少していた[5]．CPAP 中止時，モダフィニルを投与した研究では眠気，運転シミュレーションなどの成績は改善する[6]．

CPAP 中断の血圧への影響を，4 報告より検討したメタ解析では，朝の診療所収縮期血圧は 1.1 mmHg 上昇するが，拡張期血圧は変化なく，家庭血圧の有意差はな

かったとしている[7]．しかし 3 報告のメタ解析では，中断により家庭血圧は収縮期で 10 mmHg，拡張期は 7.8 mmHg の上昇が報告されており，診療所血圧より高く[8]，症例によっては注意を要する．日本の研究では，CPAP 導入 1 ヵ月後に 1 日 CPAP を中止し，中止時と再使用後（翌日）の PSG を比較すると，中止時 Sleep Stage 2 が減少し，Sleep stage 1 の増加がみられた[9]．東日本大震災時の CPAP 使用状況について，14 日以内の調査では，1,047 例中 92.3%の症例で，停電，余震の心配，救援活動，機器の消失などにより CPAP が使用できなくなり，966 例中 25%の症例で，昼間の眠気，不眠，頭痛などが再発し，大災害時の CPAP 継続使用対策が必要としている[10]．

■ 文献

1) Young LR, Taxin ZH, Norman RG, et al: Response to CPAP withdrawal in patients with mild versus severe obstrucitve sleep apnea/hypopnea syndrome. Sleep 2013; **36**: 405-412.

2) Kohler M, Stoewhas AC, Ayers L, et al: Effects of continuous positive airway pressure therapy withdrawal in patients with obstructive sleep apnea: a randomized controlled trial. Am J Respir Crit Care Med 2011; **184**: 1192-1199.

3) Rossi VA, Schwarz EI, Bloch KE, et al: Is continuous positive airway pressure necessarily an everyday therapy in patients with obstructive sleep apnoea? Eur Respir J 2014; **43**: 1387-1393.

4) Filtness AJ, Reyner LA, Horne JA: One night's CPAP withdrawal in otherwise compliant OSA patients: marked driving impairment but good awareness of increased sleepiness. Sleep Breath 2012; **16**: 865-871.

5) Turkington PM, Sircar M, Saralaya D, et al: Time course

of changes in driving simulator performance with and without treatment in patients with sleep apnoea hypopnoea syndrome. Thorax 2004; **59**: 56-59.

6) Williams SC, Marshall NS, Kennerson M, et al: Modafinil effects during acute continuous positive airway pressure withdrawal. a randomized crossover double-blind placebo-controlled trial. Am J Respir Crit Care Med 2010; **181**: 825-831.

7) Lettau F, Schwarz EI, Stradling JR, et al: Blood pressure variability in obstructive sleep apnoea: Data from 4 randomised controlled CPAP withdrawal trials. Respiration 2017; **93**: 311-318.

8) Schwarz EI, Schlatzer C, Rossi VA, et al: Effect of CPAP withdrawal on BP in OSA data from three randomized controlled trials. Chest 2016; **150**: 1202-1210.

9) Kondo T, Ishii H, Iga T, et al: Changes in sleep architecture by resumption of CPAP in patients with sleep apnea syndrome. Nihon Kokyuki Gakkai Zasshi 2005; **43**: 578-582.

10) Mito F, Nishijima T, Sakurai S, et al: Effects of CPAP treatment interruption due to disasters: patients with sleep-disordered breathing in the Great East Japan Earthquake and tsunami area. Prehosp Disaster Med 2013; **28**: 547-555.

CQ 32 睡眠薬の使用

CQ 32-1　OSA 患者の不眠に睡眠薬を投与しますか？　BQ

ステートメント	エビデンスレベル
●不眠を有する OSA 患者の治療では，最初に睡眠薬の使用は実施せず，まずは OSA そのものの治療を優先する．	C

CQ 32-2　OSA の不眠に対する睡眠薬治療にはどのような副作用がありますか？　BQ

ステートメント	エビデンスレベル
●薬剤により結果が異なるが，特に重症例においてはイベント数の増加，イベント時間の延長が報告されている．	—

CQ 32-3　CPAP 使用患者のアドヒアランス向上に睡眠薬は有効ですか？　FQ

ステートメント	推奨の強さ（合意率）	エビデンスレベル
●適正な設定の CPAP 使用にもかかわらず不眠が存在するときは睡眠薬の使用を提案する．	2（100%）	C

CQ 32-4　CSA に対する睡眠薬治療にはどのような副作用がありますか？　BQ

ステートメント	エビデンスレベル
●CSA に対する使用前後のイベント数，睡眠構築，眠気などの報告があるが，報告数が少なく，さらなる検討が必要である．	—

■ 解説

a. OSA の不眠治療と睡眠薬

　睡眠薬の保険適応症としては不眠症になっており OSA 自体の治療に対して使用する場合は保険適用外使用となる.

　OSA に不眠が認められる確率は 39〜55% ともいわれており決して少なくはなく, 不眠が CPAP アドヒアランスに悪影響を与えるために睡眠薬の内服が行われていることも多い. 睡眠薬の使用で問題になるのは上気道の筋緊張低下や換気応答低下よる呼吸イベント増加や呼吸イベント時間の延長といった OSA の増悪が考えられる[1,2].

　12 例の重症 OSA 患者に対して行われたトリアゾラム 0.25mg とプラセボとのランダム化比較試験において non REM 睡眠時に有意に低呼吸・無呼吸時間の延長や最低 SpO_2 の低下を認め重症 OSA に対する睡眠薬の悪影響を示した[3].

　メラトニン受容体作動薬のラメルテオンや非ベンゾジアゼピン系睡眠薬のゾルピデムやエスゾピクロンは筋弛緩作用がなく比較的安全に服薬することができるといわれている. 一方でベンゾジアゼピン系睡眠薬でも中等症の OSA では悪化を認めないという報告も多数存在する.

　26 例の軽症から中等症の OSA 患者を対象にしたラメルテオン 16mg（本邦の倍の用量だが）とプラセボとのランダム化比較試験では AHI や SpO_2 に悪影響を与えないことが示されており[4], ベンゾジアゼピン系睡眠薬のフルラゼパム, テマゼパム, ニトラゼパムとゾルピデム, ラメルテオンを使用したランダム化比較試験が行われているが OSA に有意な悪影響を与えず睡眠を改善させることが示されている[5].

　14 例の軽症から中等症の OSA 患者に対して, ベンゾジアゼピン系睡眠薬のニトラゼパム 10mg を用いたプラセボとのランダム化比較試験ではニトラゼパム服薬群が総睡眠時間の増加を認め, AHI や最低 SpO_2 の悪化は認めなかった[6].

　オレキシン受容体拮抗薬であるスボレキサントに関してはまだ研究が少ないが, 軽症から中等症の OSA 患者 26 人を対象に, 米国と日本の常用量の 2 倍にあたる 40mg を内服させた研究でも AHI や平均 SpO_2 の低下は臨床的にはごく軽度であったとの報告がある[7].

　しかし, 多くの試験が軽症から中等症の OSA を対象にしたものであり, 重症 OSA に対しての睡眠薬使用は, CPAP などの治療にてコントロールしながら服薬を行う

ことが大事である（次項「b. CPAP 治療と睡眠薬」参照）.

b. CPAP 治療と睡眠薬

　CPAP 療法を行っている重症 OSA 患者に対するプラセボとゾルピデム 10mg とのランダム化比較試験において, ゾルピデムは CPAP の治療効果を減弱させないことが示されており[8], また睡眠薬の使用にてタイトレーション中の睡眠パラメーターや CPAP アドヒアランスが改善したという報告も存在する. OSA 患者 226 例に対してエスゾピクロン 3mg を投与しプラセボと比較した試験ではエスゾピクロン服薬群が総睡眠時間や睡眠効率の増加や睡眠潜時と中途覚醒時間の減少を認め, かつ残遺 AHI も低下しており, CPAP アドヒアランスも改善したという報告や[9], 98 人の OSA 患者を対象にしたプラセボとエスゾピクロン 3mg のランダム化比較研究では, CPAP タイトレーション時にエスゾピクロン 3mg を内服した群が CPAP 導入後 4〜6 週間の CPAP の使用率や一夜あたりの使用時間が有意に高いことが示されている[10]. 160 例の重症の OSA 患者を対象に行われた, エスゾピクロン 3mg とプラセボとのランダム化比較研究ではエスゾピクロン内服群のほうが CPAP の使用率や一夜あたりの使用時間が有意に高いことが示されている[11].

　このように CPAP と睡眠薬の併用はコンプライアンス向上のために有効なことが考えられる.

c. CSA・CSB 治療と睡眠薬

　睡眠薬の適応症は不眠症であり, CSA, CSB に対する治療として睡眠薬を使用する場合は保険適用外使用となる.

　Biberdorf らは 7 人の中等度から重症のうっ血性心不全に伴った CSB に対してテマゼパム（日本では未発売, ジアゼパムの代謝産物のひとつ）15mg を使用し, 睡眠ステージ 1 の割合や睡眠ステージ 1 での AHI, 睡眠中の覚醒時間, 日中の眠気を軽減させ CSB の増悪を認めなかったと報告している[12]. また, Bonnet は 5 人の男性中枢性無呼吸患者に対してトリアゾラム 0.125mg, 0.25mg を投与し総睡眠時間を増加させ, 中枢無呼吸指数および覚醒回数を減少させることを報告している[13]. Quadri らは特発性中枢性睡眠時無呼吸を有する患者に対してゾルピデム 10mg を投与し閉塞性無呼吸指数, 動脈血酸素飽和度の増悪を認めることなく, 覚醒反応や睡眠ステージ, 中枢性無呼吸指数, ESS 点数の改善を認めたと報告している[14]. また, 症例報告ではあるが Grimaldi などは特発性

中枢性無呼吸症候群で CPAP や BiPAP を継続できなかった 47 歳男性患者に対してゾルピデム 10 mg を投与し中枢性無呼吸イベント回数を減少させ，2 年後もその効果は持続していたことを報告している[15]．睡眠薬は CSA や CSB に対して呼吸イベントを減少させる可能性を持っているが報告数が少なく今後の検討が必要と思われる．

■ 文献

1) Luyster FS, Buysse DJ, Strollo PJ Jr: Comorbid insomnia and obstructive sleep apnea: challenges for clinical practice and research. J Clin Sleep Med 2010; **6**: 196-204.

2) Lavie P: Insomnia and sleep-disordered breathing. Sleep Med 2007; **8**: S21-S25.

3) Berry RB, Kouchi K, Bower J, et al: Triazolam in patients with obstructive sleep apnea. Am J Respir Crit Care Med 1995; **151**: 450-454.

4) Kryger M, Wang-Weigand S, Roth T: Safety of ramelteon in individuals with mild to moderate obstructive sleep apnea. Sleep Breath 2007; **11**: 159-164.

5) Sériès F; Workshop Participants: Can improving sleep influence sleep-disordered breathing? Drugs 2009; **69**: 77-91.

6) Höijer U, Hedner J, Ejnell H, et al: Nitrazepam in patients with sleep apnoea: a double-blind placebo-controlled study. Eur Respir J 1994; **7**: 2011-2015.

7) Sun H, Palcza J, Card D, et al: Effects of suvorexant, an orexin receptor antagonist, on respiration during sleep in patients with obstructive sleep apnea. J Clin Sleep Med 2016; **12**: 9-17.

8) Berry RB, Patel PB: Effect of zolpidem on the efficacy of continuous positive airway pressure as treatment for obstructive sleep apnea. Sleep 2006; **29**: 1052-1056.

9) Lettieri CJ, Quast TN, Eliasson AH, et al: Eszopiclone improves overnight polysomnography and continuous positive airway pressure titration: a prospective, randomized, placebo-controlled trial. Sleep 2008; **31**: 1310-1316.

10) Lettieri CJ, Collen JF, Eliasson AH, et al: Sedative use during continuous positive airway pressure titration improves subsequent compliance: a randomized, double-blind, placebo-controlled trial. Chest 2009; **136**: 1263-1268.

11) Lettieri CJ, Shah AA, Holley AB, et al: Effects of a short course of eszopiclone on continuous positive airway pressure adherence: a randomized trial. Ann Intern Med 2009; **151**: 696-702.

12) Biberdorf DJ, Steens R, Millar TW, et al: Benzodiazepines in congestive heart failure: effects of temazepam on arousability and Cheyne-Stokes respiration. Sleep 1993; **16**: 529-538.

13) Bonnet MH, Dexter JR, Arand DL: The effect of triazolam on arousal and respiration in central sleep apnea patients. Sleep 1990; **13**: 31-41.

14) Quadri S, Drake C, Hudgel DW: Improvement of idiopathic central sleep apnea with zolpidem. J Clin Sleep Med 2009; **5**: 122-129.

15) Grimaldi D, Provini F, Vetrugno R, et al: Idiopathic central sleep apnoea syndrome treated with zolpidem. Neurol Sci 2008; **29**: 355-357.

第 IV 章
SAS の治療・予後

C. CSB の治療総論

CQ 33 CSB の治療法・適応

CQ 33-1　CSB にはどのような治療法があるでしょうか？ BQ

ステートメント	エビデンスレベル
❶CSB の発生に関与する基礎疾患への治療として，心不全に対する薬物療法，ペースメーカ治療（心臓再同期療法：cardiac resynchronization therapy [CRT]）が CSB 自体の治療となる.	B
❷CSB 自体を直接抑制する治療として，CPAP，bi-level PAP，ASV，酸素療法がある.	B

CQ 33-2　どのような CSB 患者に CPAP 治療を行うべきですか？ FQ

ステートメント	推奨の強さ（合意率）	エビデンスレベル
●心不全や心不全の関連疾患に合併した CSB では，原疾患の治療適正化の後でも残存する中等度以上の場合は，CPAP 治療を行うことを提案する.	2（100%）	B

CQ 33-3　どのような CSB 患者に ASV 治療を行うべきですか？ FQ

ステートメント	推奨の強さ（合意率）	エビデンスレベル
❶心不全に対する治療の適正化後も残存する中等度以上の CSB 患者で，左室駆出率（left ventricular ejection fraction：LVEF）>45% の症候性心不全（NYHA 心機能分類 III 度以上）において，CPAP に忍容性がない，あるいは CPAP 下の AHI≧15 の場合は ASV 治療を検討する.	推奨なし	B
❷心不全に対する治療の適正化後も残存する中枢性呼吸イベント優位な中等度以上の CSB 患者で，LVEF≦45% の症候性心不全患者（NYHA 心機能分類 III 度以上）では，CPAP に忍容性がない，あるいは CPAP 下の AHI≧15 の場合に，さらなる治療が必要であれば ASV 治療を検討する.	推奨なし	C

CQ 33-4　どのような CSB 患者に酸素療法を行うべきですか？ FQ

ステートメント	推奨の強さ（合意率）	エビデンスレベル
●心不全治療の適正化の後も残存する中等度以上の CSB 患者で，症候性心不全（NYHA 心機能分類 Ⅲ度以上）において，CPAP や ASV に対する忍容性のない場合では酸素療法を行うことを提案する．	2（100%）	B

CQ 33-5　どのような CSB 患者に薬物療法を行うべきですか？ FQ

ステートメント	推奨の強さ（合意率）	エビデンスレベル
●心不全に合併した CSB 患者で，本邦の心不全診療ガイドラインに準拠した心不全自体の薬物治療およびその適正化を行うことを推奨する．	1（100%）	B

CQ 33-6　どのような CSB 患者に機器（ペースメーカ）治療を行うべきですか？ FQ

ステートメント	推奨の強さ（合意率）	エビデンスレベル
●心不全に合併した CSB 患者で，心不全治療としての適応がある場合，心不全に対する治療としての適応に基づいてペースメーカ治療を行うことを推奨する．特に CRT によって CSB の改善が期待できる．	1（100%）	B

■ 解説

　CSB の多くが心不全に伴う肺うっ血（による過換気，低 $PaCO_2$ 血症）や換気応答の亢進，低心拍出による循環時間の延長がその病因であるので，CSB 患者においては心不全合併の可能性を検討し，心不全があればそれに対する治療の導入・適正化をまず行うことが重要である[1,2]．それでも CSB が残存する場合，CSB に対する直接的治療として，酸素療法，CPAP，bi-level positive airway pressure（bi-level PAP），adaptive servo ventilation（ASV）を考慮する[1~5]．アセタゾラミドやテオフィリンなどの薬物療法や二酸化炭素吸入療法なども CSB 抑制に関する有効性が報告されているが，長期投与における安全性が不明な

ことと，実臨床での使用が困難なこともあり CSB 治療として推奨できるレベルにない[1~5]．

　CSB の抑制効果は酸素療法，CPAP，bi-level PAP，ASV の順に大きくなり[6]，中枢性呼吸イベント優位で AHI≧15 の LVEF≦45% の慢性心不全患者を CPAP 群と対照群に割付し予後を評価した無作為化比較試験である CANPAP 試験では，全体の結果として両群間の予後に差を認めなかったが，CPAP 群の約半数が AHI≧15 のままであった[1~5]．この CANPAP 試験の事後解析において，CPAP で AHI<15 になった症例では対照群に比し有意に予後がよい一方，AHI≧15 のままであった症例（non-responder）では予後は対照群よりむしろやや悪いことが報告されている[7]．したがって，CSB を十分に抑制する

ことが予後改善につながる可能性があるため，CSB をより有効に抑制しうる bi-level PAP や ASV の有効性が検討されてきた[1~7]．bi-level PAP に関しては，短期間でのLVEF の改善などが報告されているが[8]，設定の難しさや長期予後のデータがないこともあり，実臨床で使用されることは少ない．ASV に関しては，短期間の LVEF の改善や BNP の低下，運動耐容能の改善，アドヒアランス・QOL の改善，半年～1 年程度の予後で CPAP や無治療の対照群と比較して優れているとされている[1~4]．より長期で症例数の多い ASV の多施設共同無作為化比較試験である SERVE-HF 試験では，LVEF≦45％の慢性心不全患者で中枢性呼吸イベント優位の AHI≧15 の患者へ ASV を無作為に導入し対照群と比較した結果，主要評価項目では両群間に有意差はないものの，副次評価項目の全死亡と心血管死亡が ASV で有意に増加しているという結果が出た[9,10]．この結果から，米国，ヨーロッパの循環器系学会のガイドラインでは，中枢性呼吸イベント優位でAHI≧15 の慢性心不全患者（LVEF≦45％）に対する ASV治療は推奨されていない．わが国では日本循環器学会・日本心不全学会からステートメントが出されており，最新の第 2 報では，他国に比べ ASV の使用頻度が高かったわが国では安全性が懸念されるような研究結果が出ていないことや，ASV 患者の診療体制が他国と異なる状況であることを踏まえて，SERVE-HF 試験の対象者と合致する症例に対する ASV 治療は禁忌ではないが，慎重を期すとされている[検索期間外文献 a]．また，SERVE-HF 試験の対象者と合致する症例に対する ASV 治療では，心不全の改善，または安定後は漫然と ASV を継続せずに，その必要性を都度検討することも述べられている．

　CANPAP 試験で CPAP 群の AHI＜15 の症例はその後の予後が対照群と比較して良好なこと[7]，CPAP の費用がASV の費用よりも安価であることなどを考慮し，慢性心不全患者で中等症以上の CSB 患者に対してはまず CPAPの導入を検討する（中等度は AHI≧15 と定義されることが一般的であるが，わが国の CPAP の保険適用レベルはAHI≧20 である）．そのうち，LVEF≦45％の慢性心不全患者（NYHA 心機能分類 III 度以上）で中枢性呼吸イベントが有意な中等症以上の CSB 患者で，CPAP 治療でもAHI≧15 である症例や CPAP に忍容性のない症例に関しては，ASV への変更を検討してもよい（中等度はAHI≧15 と定義されることが一般的であるが，わが国のASV の保険適用レベルは AHI≧20 である）が，前述のように心不全の改善，または安定後は漫然と ASV を継続せ

ずに必要性を都度検討する必要がある．CSB を有するLVEF＞45％の慢性心不全患者や閉塞性呼吸イベントが有意な CSB を有する慢性心不全患者は SERVE-HF 試験の対象と異なる．したがって，NYHA 心機能分類 III 度以上で，中等症以上の CSB で，特に CPAP 治療でもAHI≧15 である症例や CPAP に忍容性のない症例に関しては，ASV を検討する（上記同様，治療前の AHI≧20）．心不全治療の適正化後も残存する中等症以上の CSB を有する NYHA 心機能分類 III 度以上の慢性心不全患者で，CPAP や ASV に対する忍容性のない場合には酸素療法を検討してもよい（中等度は AHI≧15 と定義されることが一般的であるが，わが国の酸素療法の保険適用レベルはAHI≧20 である）．

　慢性心不全に対する薬物療法，特に ACE 阻害薬，β遮断薬は CSB 自体の治療にもなるため，心不全ガイドラインに準拠した心不全の薬物治療およびその適正化を行うべきである[1~5]．また，ペースメーカ治療，特に CRTは CSB 自体の治療となりうることが報告されており，心不全への治療としての適応がある場合は，それに基づいて検討される[1~5]．

■ 文献

1) Naughton MT, Kee K: Sleep apnoea in heart failure: To treat or not to treat? Respirology 2017; **22**: 217-229.

2) Bekfani T, Abraham WT: Current and future developments in the field of central sleep apnoea. Europace 2016; **18**: 1123-1134.

3) Oldenburg O: Cheyne-Stokes respiration in chronic heart failure. Treatment with adaptive servoventilation therapy. Circ J 2012; **76**: 2305-2317.

4) Momomura S: Treatment of Cheyne-Stokes respiration-central sleep apnea in patients with heart failure. J Cardiol 2012; **59**: 110-116.

5) Yumino D, Bradley TD: Central sleep apnea and Cheyne-Stokes respiration. Proc Am Thorac Soc 2008; **5**: 226-236.

6) Teschler H, Döhring J, Wang YM, et al: Adaptive pressure support servo-ventilation: a novel treatment for Cheyne-Stokes respiration in heart failure. Am J Respir Crit Care Med 2001; **164**: 614-619.

7) Arzt M, Floras JS, Logan AG, et al; CANPAP Investigators: Suppression of central sleep apnea by continuous positive airway pressure and transplant-free survival in heart failure: a post hoc analysis of the Canadian Continuous Positive Airway Pressure for Patients with Central Sleep Apnea and Heart Failure Trial (CANPAP). Circulation 2007; **115**: 3173-3180.

8) Kasai T, Narui K, Dohi T, et al: Efficacy of nasal bi-level

positive airway pressure in congestive heart failure patients with Cheyne-Stokes respiration and central sleep apnea. Circ J 2005; **69**: 913-921.

9) Aurora RN, Bista SR, Casey KR, et al: Updated adaptive servo-ventilation recommendations for the 2012 AASM guideline: "The Treatment of Central Sleep Apnea Syndromes in Adults: Practice Parameters with an Evidence-Based Literature Review and Meta-Analyses". J Clin Sleep Med 2016; **12**: 757-761.

10) Cowie MR, Woehrle H, Wegscheider K, et al: Adaptive servo-ventilation for central sleep apnea in systolic heart failure. N Engl J Med 2015; **373**: 1095-1105.

■検索期間外文献

a) 日本循環器学会/日本心不全学会合同ガイドライン 急性慢性心不全診療ガイドライン（2017年改訂版）
＜http://www.j-circ.or.jp/guideline/pdf/JCS2017_tsutsui_h.pdf＞

IV-C ● CSBの治療総論

第 IV 章
SAS の治療・予後

D. CSB の各種治療

CQ 34 CSB の CPAP，ASV，酸素療法

CQ 34-1　CPAP 治療は CSB 患者の QOL を改善しますか？ **BQ**

ステートメント	エビデンスレベル
●CPAP 治療は CSB 患者の QOL を改善しない．	C

CQ 34-2　ASV 治療は CSB 患者の QOL を改善しますか？ **BQ**

ステートメント	エビデンスレベル
●ASV 治療は CSB 患者の QOL の改善を示すが限定的である．	C

CQ 34-3　CPAP 治療は CSB 患者の心血管障害，予後を改善しますか？ **BQ**

ステートメント	エビデンスレベル
❶心不全に合併した CSB 患者において，数ヵ月間の CPAP 治療によって LVEF や運動耐容能の低下といった心血管障害は改善する．	B
❷CPAP 治療で CSB が中等症未満に抑制される患者では予後改善の可能性がある．	C

CQ 34-4　ASV 治療は CSB 患者の心血管障害，予後を改善しますか？ **BQ**

ステートメント	エビデンスレベル
❶心不全に合併した CSB 患者において，数ヵ月間の ASV 治療によって LVEF や運動耐容能の低下といった心血管障害は改善する．	B
❷ASV 治療は CSB 患者の予後改善の可能性がある．ただし，LVEF≦45％では予後を悪化させる可能性もあるので注意が必要である．	C

CQ 34-5　CSB 患者に対する CPAP 治療にはどのような副作用がありますか？　**BQ**

ステートメント	エビデンスレベル
●インターフェースの違和感，鼻咽頭部の乾燥症状，皮膚や目の違和感が起こりうる．	―

CQ 34-6　CSB 患者に対する ASV 治療にはどのような副作用がありますか？　**BQ**

ステートメント	エビデンスレベル
●インターフェースの違和感，鼻咽頭部の乾燥症状，皮膚や目の違和感が起こりうる． LVEF≦45％では生命予後を悪化させる可能性もあるので注意が必要である．	―

CQ 34-7　酸素療法は CSB 患者の心血管障害，予後を改善しますか？　**BQ**

ステートメント	エビデンスレベル
❶心不全に合併した CSB 患者において，酸素療法によって運動耐容能低下といった心血管障害は改善する可能性がある．	C
❷酸素療法による CSB 患者の予後の改善は示されていない．	B

CQ 34-8　CSB 患者に対する酸素療法にはどのような副作用がありますか？　**BQ**

ステートメント	エビデンスレベル
●低酸素解除，改善による呼吸再開刺激を弱めるので，呼吸イベントの持続時間を長くする可能性がある．	―

■ 解説

CSB に対する CPAP 治療による QOL の改善に関して

はデータが少ないが，CANPAP 試験では CPAP 治療による QOL の改善はなかった[1]．また，CSB を有する心不全患者で adaptive servo ventilation（ASV）と CPAP を

IV-D ● CSBの各種治療

比較した小規模無作為化比較試験では ASV に比して CPAP での QOL の改善は乏しいことが示されている[2~4]．前述の ASV と無治療対照群または CPAP を比較した小規模無作為化比較試験では ASV で QOL の改善が認められているものもある[2~5]．しかし，メタ解析では指標が多岐にわたっているものの，少なくとも QOL を改善するとはいえない結果であった[4]．さらに SERVE-HF 試験でも複数の QOL 指標が副次評価項目とされていたがいずれも対照群と比べて ASV で改善していなかった[5]．

CSB に対する CPAP 治療による心血管障害への効果として，LVEF の改善，交感神経活性の低下，運動耐容能の改善などが LVEF≦45% の慢性心不全患者を対象にしたいくつかの無作為化比較試験から示されている[6~9]．同じく ASV 治療でも心血管障害への効果として，LVEF の改善，交感神経活性の低下，運動耐容能の改善が LVEF≦45% の慢性心不全患者を対象にした無作為化比較試験によって示されており[6~9]，LVEF>45% の慢性心不全患者においても，ASV 治療によって左室拡張障害指標の改善，運動耐容能の改善が示されている[9]．

CPAP 治療による予後改善効果に関しては，小規模単施設での LVEF≦45% の慢性心不全患者を対象にした無作為化比較試験における CPAP アドヒアランスの保たれたサブグループにおいて予後良好であったことが示されていることと，中枢性呼吸イベント優位で AHI≧15 で LVEF≦45% の慢性心不全患者を CPAP 群と対照群に割付し予後を評価した無作為化比較試験である CANPAP 試験の事後解析において，CPAP で AHI<15 になった症例では対照群に比し予後がよいことが示されているのみであり限定的ではあるが一定の効果が示されている[4~9]．ASV による予後改善効果に関しては，複数の観察研究で LVEF≦45% の慢性心不全患者で ASV 治療が導入されている患者の予後が比較的良好であったという結果に加え[4~9]，LVEF>45% の慢性心不全患者における小規模単施設での無作為化比較試験において予後の改善が示されている[9]．しかしながら，LVEF≦45% の慢性心不全患者を対象にした多施設共同無作為化比較試験である SERVE-HF 試験では，主要評価項目では両群間に有意差なく，副次評価項目では全死亡と心血管死亡が ASV で有意に増加しているという結果が認められた[5,9]．この結果から，米国，ヨーロッパのガイドラインでは，中枢性呼吸イベント優位で AHI≧15 の慢性心不全患者（LVEF≦45%）に対する ASV 治療は推奨しないとされている．わが国では日本循環器学会・日本心不全学会からステートメントが出ており，最新の第 2 報では，他国に比べ ASV の使用頻度が高かったわが国では安全性が懸念されるような研究結果が出ていないことや，ASV 患者の診療体制が他国と異なる状況であることを踏まえて，SERVE-HF 試験の対象者と合致する症例に対する ASV 治療は禁忌ではないが，慎重に行うこととされている．現在のところ，中枢性呼吸イベント優位な中等症以上の CSB を有する LVEF≦45% の慢性心不全患者に対して，QOL や心血管障害の改善の目的での ASV 導入は可能であるが，長期的な予後改善を期待して CSB の治療として ASV を導入することは慎重に検討される必要がある．CSB に対する CPAP と ASV に関しての副次作用は，インターフェースによる違和感，鼻咽頭の乾燥，皮膚や目の違和感などであり軽微なものであるが[10]，ASV 治療を LVEF≦45% の慢性心不全患者に対して行う場合は SERVE-HF 試験における死亡率の増加に関して十分に配慮する必要がある[5,9]．

酸素療法に関しては CPAP や ASV に劣るものの CSB の抑制効果があり，運動耐容能などの心血管障害改善の可能性も示されてはいるが，予後改善効果が示されておらず，心不全症状の改善効果にとどまっている[5~7,9]．一方，インターフェースや鼻咽頭の違和感などがほとんどなく使用しやすい側面もある．しかしながら，低酸素解除，改善による呼吸再開刺激を弱めるので，呼吸イベントの持続時間を長くする可能性があるため，注意が必要である．

■ 文献

1) Bradley TD, Logan AG, Kimoff RJ, et al; CANPAP Investigators: Continuous positive airway pressure for central sleep apnea and heart failure. N Engl J Med 2005; **353**: 2025-2033.

2) Kasai T, Usui Y, Yoshioka T, et al; JASV Investigators: Effect of flow-triggered adaptive servo-ventilation compared with continuous positive airway pressure in patients with chronic heart failure with coexisting obstructive sleep apnea and Cheyne-Stokes respiration. Circ Heart Fail 2010; **3**: 140-148.

3) Kasai T, Kasagi S, Maeno K, et al: Adaptive servo-ventilation in cardiac function and neurohormonal status in patients with heart failure and central sleep apnea nonresponsive to continuous positive airway pressure. JACC Heart Fail 2013; **1**: 58-63.

4) Yang H, Sawyer AM: The effect of adaptive servo ventilation (ASV) on objective and subjective outcomes in Cheyne-Stokes respiration (CSR) with central sleep apnea (CSA) in heart failure (HF): A systematic review.

Heart Lung 2016; **45**: 199-211.

5) Pearse SG, Cowie MR: Sleep-disordered breathing in heart failure. Eur J Heart Fail 2016; **18**: 353-361.

6) Costanzo MR, Khayat R, Ponikowski P, et al: Mechanisms and clinical consequences of untreated central sleep apnea in heart failure. J Am Coll Cardiol 2015; **65**: 72-84.

7) Zhai AB, Yip A, Haddad H: Heart failure and sleep-disordered breathing. Curr Opin Cardiol 2016; **31**: 224-228.

8) Arzt M, Floras JS, Logan AG, et al; CANPAP Investigators: Suppression of central sleep apnea by continuous positive airway pressure and transplant-free survival in heart failure: a post hoc analysis of the Canadian Continuous Positive Airway Pressure for Patients with Central Sleep Apnea and Heart Failure Trial (CANPAP). Circulation 2007; **115**: 3173-3180.

9) Aurora RN, Bista SR, Casey KR, et al: Updated adaptive servo-ventilation recommendations for the 2012 AASM guideline: "The Treatment of Central Sleep Apnea Syndromes in Adults: Practice Parameters with an Evidence-Based Literature Review and Meta-Analyses". J Clin Sleep Med 2016; **12**: 757-761.

10) Jonas DE, Amick HR, Feltner C, et al: Screening for obstructive sleep apnea in adults: evidence report and systematic review for the US preventive services task force. JAMA 2017; **317**: 415-433.

Ⅳ-D ● CSBの各種治療

第 V 章
SAS 患者の車の運転

CQ 35　車の運転とリスク

CQ 35-1　運転リスクに特に注意が必要なのは，どのような OSA ドライバーですか？　BQ

ステートメント	エビデンスレベル
●OSA 罹患により運転事故リスクは上昇する．特に，中等～重症の眠気（意図せず不適切な居眠りを日常活動中に生じるレベル）を有するか，眠気，疲労，不注意による事故もしくはニアミスを最近生じている OSA ドライバーは，早期の診断・治療を受けるべきである．	C

CQ 35-2　OSA の治療は事故発生リスクの抑制に関係しますか？　BQ

ステートメント	エビデンスレベル
●CPAP 治療によって，OSA 患者の事故リスクは低下する．	B

■解説

　調査対象人口の違いにより発症率に差はあるものの，運転中の居眠りが交通事故原因として重要であることは異論のないところであり，数量モデルを使った研究により致死的な衝突事故の 15～33％において居眠り運転が関与していると報告されている[1]．OSA は日中の眠気をもたらす可能性のある疾患であることから，1980 年代から OSA に罹患した運転手での眠気と関連した運転事故リスクが注目され[2~8]，各国で OSA による運転リスクを低減するためのガイドラインやマニュアルが作成されている[9~12]．

　調査に用いられた研究に重複はあるものの，いくつかのメタ解析により OSA 患者の運転事故リスクが評価されている[2~5]．この種の研究の初期に行われた Ellen らによる職業運転手と非職業運転手を交えた検討では，職業運転手では OSA 罹患による明瞭なリスクは確認されなかったものの，非職業運転手において有意な事故リスクの上昇が確認されている（OR 1.3～13，中央値 3.1）．その後調

査対象研究数を増やして行われた別のメタ解析においては，非職業運転手のみならず職業運転手における OSA 罹患による事故リスクの上昇も確認されている[6]．全体的にみて，この方面の調査には弱点（retrospective 調査が多いこと，事故経験の有無の判断を自己申告に頼ったものが多いこと，非職業運転手が多く，男性に偏りがちであることなど）が存在するものの，研究の質の差による結果の隔たりはなかった．したがって，1990 年代に報告された健常者の 7 倍という極端な水準[7]ほどではないものの，OSA 患者では運転事故リスクが上昇すると考えてよいだろう．しかしながら，OSA 罹患者のなかでの事故関連要因と推定される呼吸障害重症度（無呼吸低呼吸指数：AHI），Epworth Sleepiness Scale（ESS）により評価した自覚的な眠気水準は，事故リスクとの関連を示す研究が一部に認められるものの，その関連性は有意な水準にいたってはいない．また，OSA 病態と強い関連を示す肥満度が事故リスクの予測因子になりうるとの報告もあるが[4]，肥満は非 OSA 人口でもみられる現象であり，事故リスクを推定するうえでの特異度は低いと思われる．もちろん，

事故リスクを低減するために OSA をより的確に検出するスクリーニング法が開発されることが期待されるが，現時点でのスクリーニングシステムでは，運転者全体での運転パフォーマンスの改善（事故リスクの低減）にはつながらないというメタ解析結果がある[8]．このように OSA 運転者での決定的な事故予測指標がないことから，American Thoracic Society のガイドラインでは臨床家の経験に基づく意見として，高リスクを有する運転者を，中等症〜重症の眠気（意図せず不適切な居眠りを日常活動中に生じるレベル）を有するか，眠気，疲労，不注意による事故もしくはニアミスを最近生じているものと定義しており[9]，このような運転者には未治療での運転リスクについて警告する必要があるとされている（ただし，事故に相当する履歴がなければ，運転資格を停止する妥当性は不明である）．また，本ガイドラインでは，高リスクの運転者はなるべく早期（1ヵ月以内が目標）に終夜睡眠ポリグラフ検査（PSG）による睡眠障害の有無と重症度についての診断を受けることを推奨しており，この点については，カナダのガイドラインにおいてもほぼ同様である[10]．加えて EU のガイドラインでも，中等症〜重症の OSA（この判定根拠は記載されていない）は，適切な医学的管理がなされるまでは運転しないことと勧告されている[11]．このように，OSA 運転者での事故リスクの客観的指標が十分確立されていないことから，担当医師が症状と運転に関する問題点を丹念に把握し，リスクを総合的に判断することが求められている．

OSA 治療前後での運転リスクの変化については，CPAP についてのみ，複数のメタ解析研究が存在する[5,6]．これらについてみると，実際の事故頻度，ニアミスの頻度，シミュレーター上での衝突回数が CPAP 治療によって減少していた．number needed to treat（NNT）に注目した研究では，5 人の OSA 症例を治療すれば 1 例で実際の事故が抑制され，ニアミスは 2 例のうち 1 例で抑制されると指摘されている[5]．また，特に治療後のニアミスの抑制についての効果は，治療前の事故頻度の高い症例で明らかであったとの報告もある[6]．しかしながら，これらの治療研究においては，上述した運転事故リスク研究にみられた欠点に加えて，観察期間がコントロールされていない（治療開始前が 1〜5 年，治療開始後が 1〜3 年と治療後のほうが短くなりがち）こと，OSA 罹病運転手の運転頻度/距離，職業運転手/非職業運転手別の効果の差異がわからないことなどの欠点があることは考慮すべきであろう．また，OSA 運転手での事故リスクが CPAP 治療によって抑制されるとしても，①本治療の使用状況がどの程度であればよいのか，②治療の効果を判断するまでの期間をどのくらいに設定すればよいのか，という点は明らかでない[13]．なお，OSA 症例のなかには，CPAP 治療後に眠気が残遺する症例が 2〜6% 存在するが[14]，これについての治療後の運転リスクを評価した研究も存在しない．

CPAP 以外の治療（口腔内装置，外科的治療など）に関しては，治療後の事故リスク変化を系統的に検討した報告はないので，現時点では事故リスク抑制の目的で積極的にこれらを用いるべきではないといってよいだろう．

OSA 運転手では運転事故リスクは健常者に比べて高まると思われる．中等症以上の眠気を有するか，眠気による事故またはニアミスを最近経験している症例については，本疾患診断のための検査を積極的に行うべきである．OSA 診断の後に，運転事故リスクが高いと考えられる症例に対しては CPAP を実施し，その呼吸障害抑制効果とアドヒアランスを客観的に確認するとともに，事故リスク状況を定期的に問診によりチェックするべきであろう．また，睡眠不足などを含めた睡眠衛生に問題がないかもチェックし，適宜指導することも必要であろう．

■ 文献

1) Maia Q, Grandner MA, Findley J, et al: Short and long sleep duration and risk of drowsy driving and the role of subjective sleep insufficiency. Accid Anal Prev 2013; **59**: 618-622.

2) Connor J, Whitlock G, Norton R, et al: The role of driver sleepiness in car crashes: a systematic review of epidemiological studies. Accid Anal Prev 2001; **33**: 31-41.

3) Tregear S, Reston J, Schoelles K, et al: Obstructive sleep apnea and risk of motor vehicle crash: systematic review and meta-analysis. J Clin Sleep Med 2009; **5**: 573-581.

4) Ellen RL, Marshall SC, Palayew M, et al: Systematic review of motor vehicle crash risk in persons with sleep apnea. J Clin Sleep Med 2006; **2**: 193-200.

5) Antonopoulos CN, Sergentanis TN, Daskalopoulou SS, et al: Nasal continuous positive airway pressure (nCPAP) treatment for obstructive sleep apnea, road traffic accidents and driving simulator performance: a meta-analysis. Sleep Med Rev 2011; **15**: 301-310.

6) Tregear S, Reston J, Schoelles K, et al: Continuous positive airway pressure reduces risk of motor vehicle crash among drivers with obstructive sleep apnea: systematic review and meta-analysis. Sleep 2010; **33**: 1373-1380.

7) Terán-Santos J, Jiménez-Gómez A, Cordero-Guevara J: The association between sleep apnea and the risk of traf-

V・SAS患者の車の運転

fic accidents. Cooperative Group Burgos-Santander. N Engl J Med 1999; **340**: 847-851.

8) Marino M, de Belvis A, Basso D, et al: Interventions to evaluate fitness to drive among people with chronic conditions: Systematic review of literature. Accid Anal Prev 2013; **50**: 377-396.

9) Strohl KP, Brown DB, Collop N, et al; ATS Ad Hoc Committee on Sleep Apnea, Sleepiness, and Driving Risk in Noncommercial Drivers: An official american thoracic society clinical practice guideline: sleep apnea, sleepiness, and driving risk in noncommercial drivers. an update of a 1994 statement. Am J Respir Crit Care Med 2013; **187**: 1259-1266.

10) Fleetham J, Ayas N, Bradley D, et al; Canadian Thoracic Society Sleep Disordered Breathing Committee: Canadian Thoracic Society 2011 guideline update: diagnosis and treatment of sleep disordered breathing. Can Respir J 2011; **18**: 25-47.

11) Bonsignore MR, Randerath W, Riha R, et al: New ules on driver licensing for patients with obstructive sleep apnoea: EU Directive 2014/85/EU. Eur Respir J 2016; **47**: 39-41.

12) 国土交通省自動車局「自動車運送事業者における睡眠時無呼吸症候群対策マニュアル～SAS対策の必要性と活用 http://www.mlit.go.jp/jidosha/anzen/03manual/data/sas_manual.pdf＞

13) George CF: Sleep apnea, alertness, and motor vehicle crashes. Am J Respir Crit Care Med 2007; **176**: 954-956.

14) Santamaria J, Iranzo A, Ma Montserrat J, et al: Persistent sleepiness in CPAP treated obstructive sleep apnea patients: evaluation and treatment. Sleep Med Rev 2007; **11**: 195-207.

第 VI 章
遠隔医療

CQ 36　CPAP 遠隔モニタリング

CQ 36-1　遠隔モニタリング指導は CPAP アドヒアランスを改善しますか？ BQ

ステートメント	エビデンスレベル
❶遠隔モニタリング指導により CPAP アドヒアランスの改善が期待できる.	C
❷遠隔モニタリング指導は医療者側の負担軽減や患者側の利便性向上も期待できる.	C

■ 解説

a. CPAP 治療と遠隔モニタリング

　遠隔医療は，「通信技術を活用して離れた 2 地点間で行われる医療活動」と定義されるが，睡眠医療分野で現在最も普及している遠隔医療は，CPAP 治療の遠隔モニタリングである．CPAP 遠隔モニタリングでは，自宅の通信端末から毎日の CPAP 使用状況および治療データが，自動的にクラウド上のデータサーバーに転送され，医療従事者はデータサーバーにアクセスすることで，これらのデータを必要に応じていつでも閲覧することができる．海外では CPAP 設定の変更も遠隔操作で可能である．一方で，患者もモバイルアプリなどからサーバーにアクセスし，自分の治療状況を確認することができる．

b. CPAP 遠隔モニタリングに期待される効果

　遠隔モニタリングに期待される効果として，①医療アクセスの改善・通院回数の減少，②CPAP 治療アドヒアランスの改善（医療者側：アドヒアランス不良例に対する早期介入が可能，患者側：治療状況を自己把握でき，治療意欲や自己効力感が向上する．問題発生時の自己解決支援機能がある），③費用対効果の改善（医療者側：データ管理の効率化，データ回収の労力の軽減，診療時間の短縮，患者側：通院費・診察費・診察時間の軽減）などが考えられる．

　CPAP 導入期を対象とした海外でランダム化比較試験では，遠隔モニタリングを用いることで，医療アクセスの向上のみならず，①早期介入あるいは自己管理による CPAP アドヒアランスの改善，②アドヒアランスを維持しつつ医療費や診察に関連する労力の軽減，のいずれか

が達成できているものが多い[1~5]．ただし，頻回の対面診療を前提とした本邦の CPAP 診療は海外諸国の CPAP 保険制度と異なっており，本邦における遠隔モニタリングの有用性については今後の検討課題であったが，平成 29-30 年度厚生労働科学研究費補助金地域医療基盤開発推進研究事業において，本邦においても 3 ヵ月間隔遠隔モニタリングあり，3 ヵ月間隔遠隔モニタリングなし，毎月受診遠隔モニタリングなし，3 群のランダム化比較試験が約 500 名の参加者で行われ，3 ヵ月遠隔モニタリングは他の 2 群に非劣勢であった[検索期間外文献 a]．また，在宅呼吸遠隔モニタリング情報環境整備手引き（案）[検索期間外文献 b] も作成された．本資料も一部となり，CPAP 遠隔モニタリング加算が開始されたが，開始後様々な疑義解釈が示された．なお，研究事業の報告書[検索期間外文献 c] によると次のように記載されている．

本邦の CPAP 遠隔モニタリング加算の実際の運用について

①遠隔モニタリング

□毎月，業者から使用レポートが医療機関に提供される．

・紙媒体または USB などによる提供

・クラウドシステムを用いたオンラインでの提供

のいずれでも可．

□毎月，担当医，または担当医の指示を受けた医療従事者が，使用レポートを確認する．使用レポートにもとづき，1 ヵ月あたりの「使用日数」「4 時間以上の使用日数，頻度」「使用時の平均使用時間」「AHI」などを必ずカルテに記載する．

②遠隔患者指導または管理

□対面診療のない月は毎月，担当医が患者本人に遠隔
患者指導または管理を行う．ただし，1月間の使用
データが次のいずれかを満たす場合，担当医の判断
により，その月に限って，指導を省略することも可
能である．

・アドヒアランスが良好：例）4時間以上の使用日が
70％以上．

・アドヒアランスに著しい悪化がない：例）「使用日
数」「4時間以上の使用日数」「平均使用時間」
のいずれにも50％以上の減少がない．

・治療効果が良好：例）AHIが20未満．

・担当医の判断で，遠隔患者指導が特に不要とみな
された場合．

□遠隔患者指導または管理の連絡方法には電話，メー
ル，FAXなどがあるが，指導は電話にて行う．電話
を用いる場合，通常の診療時間内の連絡を原則とし，
2回の電話で連絡が取れなかった場合，それ以上の
電話やその他の連絡を行う必要はない．

□毎月，遠隔患者指導または管理の内容を必ずカルテ
に記載する．特に

・遠隔患者指導の有無

・用いた連絡方法と内容

・連絡がつかなかった場合はその経緯：例）10/20,
10/22と電話連絡したがつながらなかった．

などの記載は必須である．記載のない場合，遠隔患
者指導または管理を行わなかったものとみなされる．
指導を省略した場合も必ず記載する．

□遠隔患者指導または管理はアドヒアランス（「使用日
数」「4時間以上の使用日数」「使用時の平均使用
時間」「AHI」など）に関する内容に限られる．使用
レポートから，治療効果やマスクフィッティング

（リーク）などの問題が判明した場合は，受診を指示
するなど，対面診療による対応を原則とする．

■ 文献

1) Fox N, Hirsch-Allen AJ, Goodfellow E, et al: The impact of a telemedicine monitoring system on positive airway pressure adherence in patients with obstructive sleep apnea: a randomized controlled trial. Sleep 2012; **35**: 477-481

2) Kuna ST, Shuttleworth D, Chi L, et al: Web-based access to positive airway pressure usage with or without an initial financial incentive improves treatment use in patients with obstructive sleep apnea. Sleep 2015; **38**: 1229-1236

3) Fields BG, Behari PP, McCloskey S, et al: Remote ambulatory management of veterans with obstructive sleep apnea. Sleep 2016; **39**: 501-509

4) Munafo D, Hevener W, Crocker M, et al: A telehealth program for CPAP adherence reduces labor and yields similar adherence and efficacy when compared to standard of care. Sleep Breath 2016; **20**: 777-785

5) Turino C, de Batlle J, Woehrle H, et al: Management of continuous positive airway pressure treatment compliance using telemonitoring in obstructive sleep apnoea. Eur Respir J 2017; **49**

■検索期間外文献

a) Murase K, Tanizawa K, Minami T, et al: A Randomized Controlled Trial of Telemedicine for Long-Term Sleep Apnea CPAP Management. Ann Am Thorac Soc 2020; **17**: 329-337.

b) 黒田知宏：在宅呼吸遠隔モニタリング情報環境整備手引き（案），日本遠隔医療学会雑誌 2018; **14**: 163-165.

c) 陳 和夫：有効性と安全性を維持した在宅呼吸管理の対面診療間隔決定と機器使用のアドヒアランスの向上を目指した遠隔モニタリングモデル構築を目指す検討．厚生労働科学研究補助金（地域医療基盤開発推進研究事業）総合統括研究報告書 平成29-30年総括研究報告書

VI・遠隔医療

索 引

睡眠時無呼吸症候群 (SAS) の診療ガイドライン 2020

2020 年 7 月 30 日　第 1 刷発行	監修者　日本呼吸器学会,
2023 年 6 月 5 日　第 3 刷発行	厚生労働科学研究費補助金難治性疾患
	政策研究事業「難治性呼吸器疾患・肺
	高血圧症に関する調査研究」班

発行者　小立健太
発行所　株式会社 南 江 堂
〒113-8410 東京都文京区本郷三丁目 42 番 6 号
☎ (出版) 03-3811-7236　(営業) 03-3811-7239
ホームページ https://www.nankodo.co.jp/
印刷・製本 真興社
装丁 渡邊真介

Clinical Practice Guidelines for Sleep Apnea Syndrome (SAS) 2020
© The Japanese Respiratory Society, 2020

定価は表紙に表示してあります.　　　　　　Printed and Bound in Japan
落丁・乱丁の場合はお取り替えいたします.　　ISBN978-4-524-24533-8
ご意見・お問い合わせはホームページまでお寄せください.